院士寄语

林群
中国科学院院士

普及科学技术知识、弘扬科学精神、传播科学思想、倡导科学方法，为我国实现高水平科技自立自强贡献力量！

林群

刘大响
中国工程院院士

仰望星空　放飞梦想
脚踏实地　砥砺奋进

刘大响

戚发轫
中国工程院院士

不忘空天报国的初心
牢记空天强国的使命

戚发轫

徐惠彬
中国工程院院士

赵沁平

中国工程院院士

使我国科技从跟踪追进世界科技强国，庭变为与世界科技强国并跑，进而领跑世界科技，是新时代青年技术创新人才的历史际遇和伟大的历史使命。

赵沁平

王华明

中国工程院院士

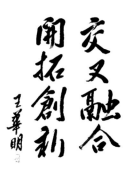

交叉融合 开拓创新

王华明

房建成

中国科学院院士

服务国家重大需求，勇攀世界科技高峰。

房建成

郑志明

中国科学院院士

在强调基础创新的时代，追求推动现代工程技术重大发展的科学原理，比简单占有和应用科技知识更为可贵。

郑志明

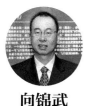

向锦武
中国工程院院士

求是惟真
探索尽前

向锦武

苏东林
中国工程院院士

牢记北航人传统. 传承电磁人文化.
报效祖国. 服务国防.

苏东林

王自力
中国工程院院士

牢记科技报国、强军报国使命责任,
踔厉奋发、创新争先、笃行不怠,
为祖国高水平科技自立自强和人类
美好二明天而不懈奋斗.

王自力

钱德沛
中国科学院院士

脚踏实地. 不断登攀.
把青春岁月献给亲爱的祖国!

钱德沛

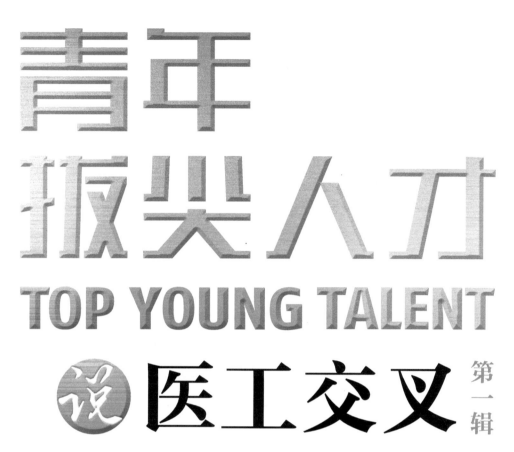

青年拔尖人才
TOP YOUNG TALENT

说 医工交叉 第一辑

北京航空航天大学科学技术研究院◎组编

人民邮电出版社
北京

图书在版编目（ＣＩＰ）数据

青年拔尖人才说医工交叉. 第一辑 / 北京航空航天
大学科学技术研究院组编. -- 北京：人民邮电出版社，
2023.3
ISBN 978-7-115-60910-6

Ⅰ. ①青… Ⅱ. ①北… Ⅲ. ①生物医学工程—普及读
物 Ⅳ. ①R318-49

中国国家版本馆CIP数据核字(2023)第034721号

内 容 提 要

本书基于北京航空航天大学科学技术研究院组织的"零壹科学沙龙"医工交叉专题研讨活动，在 11 篇由青年拔尖人才结合各自取得的阶段性科研成果所做的科普报告的基础上整理、集结而成。全书主要涵盖了组织工程蚕丝新材料、植介入医疗器械中的生物力学、骨软骨仿生支架、生物医用可降解电子器件、运用人体免疫系统对抗各种疾病、ECMO、从生物视觉到医用机器视觉、神秘的太赫兹波、微纳机器人、飞秒激光、手术机器人等内容。

本书以通俗易懂的语言介绍医学与工程领域深度交叉融合的科技知识，适合广大科技爱好者阅读，也可作为相关专业研究人员的参考书。

◆ 组　　编　北京航空航天大学科学技术研究院
责任编辑　刘盛平
责任印制　焦志炜
◆ 人民邮电出版社出版发行　　北京市丰台区成寿寺路 11 号
邮编　100164　　电子邮件　315@ptpress.com.cn
网址　https://www.ptpress.com.cn
北京捷迅佳彩印刷有限公司印刷
◆ 开本：700×1000　1/16　　　　彩插：2
印张：12.75　　　　　　　　　2023 年 3 月第 1 版
字数：185 千字　　　　　　　　2023 年 3 月北京第 1 次印刷

定价：59.80 元

读者服务热线：(010)81055552　印装质量热线：(010)81055316
反盗版热线：(010)81055315
广告经营许可证：京东市监广登字 20170147 号

丛书编委会 |

本书编委会

党的十八大以来，习近平总书记对高等教育提出了一系列新论断、新要求，并多次对高等教育、特别是"双一流"高校提出明确要求，重点强调了基础研究和学科交叉融合的重要意义。基础研究是科技创新的源头，是保障民生和攀登科学高峰的基石，"高水平研究型大学要发挥基础研究深厚、学科交叉融合的优势，成为基础研究的主力军和重大科技突破的生力军"。

北京航空航天大学（简称"北航"）作为新中国成立后建立的第一所航空航天高等学府，一直以来，全校上下团结拼搏、锐意进取，紧紧围绕"立德树人"的根本任务，持续培养一流人才，做出一流贡献。学校以国家重大战略需求为先导，强化基础性、前瞻性和战略高技术研究，传承和发扬有组织的科研，在航空动力、关键原材料、核心元器件等瓶颈领域的研究取得重大突破，多项标志性成果直接应用于国防建设，为推进高水平科技自立自强贡献了北航力量。

2016 年，北航启动了"青年拔尖人才支持计划"，重点支持在基础研究和应用研究方面取得突出成绩且具有明显创新潜力的青年教师自主选择研究方向、开展创新研究，以促进青年科学技术人才的成长，培养和造就一批有望进入世界科技前沿和国防科技创新领域的优秀学术带头人或学术骨干。

为鼓励青年拔尖人才与各合作单位的专家学者围绕前沿科学技术方

向及国家战略需求开展"从 0 到 1"的基础研究，促进学科交叉融合，发挥好"催化剂"的作用，形成创新团队联合攻关"卡脖子"技术，2019 年 9 月，北航科学技术研究院组织开展了"零壹科学沙龙"系列专题研讨活动。每期选定 1 个前沿科学研究主题，邀请 5～10 位中青年专家做主题报告，相关领域的研究人员、学生及其他感兴趣的人员均可参与交流讨论。截至 2022 年 11 月底，活动已累计开展了 38 期，共邀请了 222 位中青年专家进行主题报告，累计吸引了 3 000 余名师生参与。前期活动由北航科学技术研究院针对基础前沿、关键技术、国家重大战略需求选定主题，邀请不同学科的中青年专家做主题报告。后期活动逐渐形成品牌效应，很多中青年专家主动报名策划报告主题，并邀请合作单位共同参与。三年多来，"零壹科学沙龙"已逐渐被打造为学科交叉、学术交流的平台，开放共享、密切合作的平台，转化科研优势、共育人才的平台。

将青年拔尖人才基础前沿学术成果、"零壹科学沙龙"部分精彩报告内容集结成书，分辑出版，力图对复杂高深的科学知识进行有针对性和趣味性的讲解，以"宣传成果、正确导向，普及科学、兼容并蓄，立德树人、精神塑造"为目的，可向更多读者，特别是学生、科技爱好者，讲述一线科研工作者的生动故事，为传播科学家精神和科技文化知识、促进科技创新、提升我国全民科学素质、支撑高水平科技自立自强尽绵薄之力。

北京航空航天大学副校长

2022 年 12 月

随着《"健康中国2030"规划纲要》《健康中国行动（2019—2030年）》等的出台，"健康中国"已上升为国家战略。医疗装备是医疗卫生和健康事业的重要物质基础，直接关系到人民群众的生命安全和身体健康。习近平总书记2020年3月2日在北京考察新型冠状病毒肺炎（2022年12月26日更名为新型冠状病毒感染）防控科研攻关工作时指出："要加快补齐我国高端医疗装备短板，加快关键核心技术攻关，突破技术装备瓶颈，实现高端医疗装备自主可控。"

当前，全球科技创新正加速推进，特别是生物材料、健康大数据、人工智能、远程医疗、医疗机器人等核心技术的应用，正在显著改变医疗健康的服务业态，也必将对未来医学的变革产生积极影响。医工交叉融合是医学、健康科学与技术发展的重要动力，也是工程科学永恒的研究主题，是实现医学技术创新、高端医疗装备和器械发明创造的必由之路。近20年来，北航依托顶尖工科优势，建立了"医工交叉学科群"，发展优势医工，形成了以新型植介入医疗器械及组织修复与再生、新型诊疗技术与装备（新一代成像设备、医疗机器人、医学虚拟现实技术与系统、生命支持设备、智能康复设备等）以及航空航天医学工程为代表的特色学科方向，建立了以十余个重点实验室等研究平台为支撑，与一批一流医学机构、医疗器械企业紧密合作的，具有国际视野的一流医工交叉融合创新体系。

　　本书内容来源于北航"零壹科学沙龙"医工交叉专题研讨活动。十余位青年拔尖人才瞄准医工交叉领域的部分前沿高科技问题，用科普化的语言，将从基础生物材料到微纳机器人的科学知识娓娓道来，这些内容从一个侧面反映了北航医工交叉领域研究的新面貌。希望本书能够给有志于从事医工交叉领域研究的广大科技工作者和医学工作者以启迪，从而不断推动我国高端医疗装备的发展，更希望本书能够激发普通读者的科学兴趣，增强科学素养。

北京航空航天大学生物与医学工程学院、医学科学与工程学院院长

2022 年 12 月

目录 CONTENTS

目录 CONTENTS

目录 CONTENTS

目录 CONTENTS

目录 CONTENTS

刚强如钢，柔韧如丝
——组织工程蚕丝新材料

北京航空航天大学材料科学与工程学院、北京
市生物医学工程高精尖创新中心

管 娟

不管在哪个国家，一提到动物丝，就会想到两种：蜘蛛丝和蚕丝。蜘蛛丝被称为"生物钢"，目前发现的最强韧蜘蛛丝的抗拉强度达到 3 GPa，超过了钢丝，可以媲美具有高抗拉强度的芳纶纤维和碳纤维，是天然纤维中的佼佼者。蚕丝是纯天然动物蛋白纤维，几千年来一直被人们誉为"纤维皇后"，利用蚕丝可以编织柔软、光滑、轻盈的丝绸。

组织工程是一种先进的医学技术。它利用工程学、生命科学和材料学的原理与方法来解决人体生物学的问题，可实现损伤和病变组织的修复和再生。生物材料是组织工程的重要元素，分为不可降解/可降解材料、惰性/活性生物材料等。虽然坚硬耐腐蚀的钢材和柔韧可吸收的丝纤维都可以作组织工程的材料，但却代表着两种不同的设计思路：一种是不可降解材料寻求功能替代，另一种是生物降解材料期望功能再生。今天我们聚焦柔韧的天然丝纤维如何被设计成新型的结构材料、如何能在组织工程领域施展所长。

动物丝和动物纺丝行为

动物丝是动物纺丝行为的产物。纺丝动物既包括我们熟悉的蜘蛛和蚕，还包括蜜蜂和生活在海底的虾，它们都有纺丝器官并能够有目的地生产丝纤维。图 1 所示为 19 世纪英国人设计的蜘蛛丝集丝装置，是留有记录的最早的蜘蛛丝单丝收集装置。

人们经常把动物丝和头发、羊毛作比较，虽然头发、羊毛的化学成分和动物丝相似，都是蛋白质，但是它们的"产出"过程完全不同。人的头发以每个月 $1 \sim 2$ cm 的速度生长，所有的植物纤维也都是缓慢生长形成的，而动物丝的生产速度则快得多。例如，蚕可以在短短 3 天内吐出长达 1 000 m 的蚕丝，蜘蛛纺丝的速度最快达到 5 m/s。因此，动物纺丝行为非常特殊，定义动物丝一定离不开纺丝行为。同时，动物丝是自然界唯一被主动连续纺出的纤维，因此在所有天然纤维中具有独特的地位。

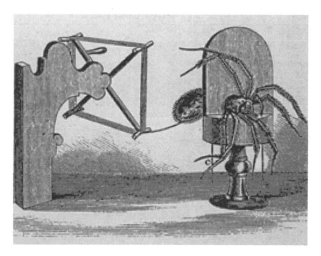

图 1　19 世纪英国人设计的蜘蛛丝集丝装置

图 2 所示为蜘蛛和蜘蛛丝以及蚕和蚕丝的进化历程。蜘蛛和蚕同属节肢动物门，共同祖先出现在 5 亿年前，和三叶虫同期。真正意义上的蜘蛛其实是以纺丝行为界定的，出现在 3 亿年前，而蚕的祖先（即鳞翅目昆虫祖先）出现在 2 亿年前。在随后 2 亿～3 亿年时间里，地球发生了多次生物大灭绝，导致恐龙等很多生物的灭亡，但蜘蛛存活了下来，并繁衍出众多种类，目前仅有记录的蜘蛛就达 4.5 万多种。在长期进化过程中，蜘蛛和蚕的纺丝技能也趋于精湛化、多样化。例如，一些进化树上较"年轻"的蜘蛛家族会编织结构复杂的立体网，同时野生蚕宝宝能结出颜色丰富、网格结构多样的蚕茧。虽然蜘蛛和蚕经历了两种不同的进化道路，大部分蜘蛛成了猎食者，蚕成为食物链较底层的素食者，但是生物学家认为在这两条相对独立的进化道路上，丝纤维对两种物种的生存和繁衍都起到至关重要的作用[1]：蜘蛛丝是蜘蛛捕猎、自我保护的重要工具，而蚕丝是蚕化蛹成蝶不可或缺的材料。一只络新妇属蜘蛛在一生中能够纺出 6 种不同化

学组成、性能和功能的丝纤维，而蚕的一生只吐一次丝，结一次茧。生活中常见的蚕丝有两种：一种是桑蚕丝，另一种是野生柞蚕丝。

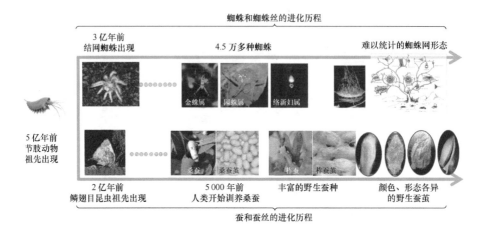

图 2　蜘蛛和蜘蛛丝以及蚕和蚕丝的进化历程

蜘蛛丝和蚕丝都是由纤维状蛋白质组成的。前面提到的络新妇属蜘蛛丝、桑蚕丝和柞蚕丝中包含的主要蛋白质称为丝素或丝蛋白。物种不同，基因不同，所生产的丝蛋白的氨基酸序列结构也不同。桑蚕丝的氨基酸序列重复性高，由甘氨酸（G）、丙氨酸（A）和丝氨酸（S）组成重复片段 GAGAGS，而柞蚕丝、蜘蛛丝的序列中包含了连续丙氨酸 $(A)_n$ 和重复性较低的 GXG（X 代表 G、A 之外的氨基酸）片段，称为模块。蜘蛛丝中的连续丙氨酸模块更小（n 更小），这些片段形成尺寸更小的结晶/有序区域。研究人员推测，小晶区能够更均匀地分布在纤维中，在同等结晶度条件下，小晶区的数量会更多，这样的结构能够给蜘蛛丝带来更大的韧性[2]。蚕丝单丝在弹性模量和抗拉强度上都不及蜘蛛丝。一个合理的解释是，蜘蛛丝在蜘蛛网上的作用类似于大桥上的悬索，主要承受拉伸载荷，而蚕丝粘接、缠绕、编织成 3D 结构的蚕茧主要承受剪切等复杂破坏力。虽然蜘蛛丝单纤维的抗拉性能更加优异，但是蜘蛛丝却很难大量获取从而也无法广泛应用，与之相反，蚕丝尽管性能不占优势，却可以大量且可持续获取，因此更容易推广应用。

动物丝到底有多强有多韧

我们不妨比较一下动物丝（蚕丝和蜘蛛丝）、铜丝、玻璃纤维、部分化学合成纤维（化纤）的几个力学性能指标——弹性模量、抗拉强度、断裂延伸率和密度（见图 3）。化纤既包括碳纤维、芳纶纤维、超高分子量聚乙烯纤维等高刚高强纤维，也包括聚酰胺（俗称尼龙）等纺织纤维。

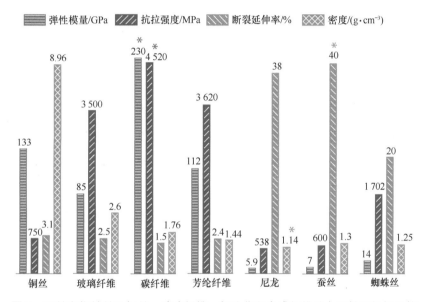

图 3　蚕丝和蜘蛛丝同铜丝、玻璃纤维、部分化学合成纤维的力学性能指标比较

碳纤维和芳纶纤维因为具有较低的密度、较高的比刚度和比强度，已经成为制造新一代航空航天结构的主要材料。桑蚕丝和蜘蛛丝在断裂延伸率这一指标上远远超越高刚高强的碳纤维。碳纤维有个缺点就是对制备过程产生的结构缺陷非常敏感，很小的裂纹就可能引起突然失效，从而造成灾难性后果。虽然动物丝同其他材料相比，在强度上没有优势，但如果我们把抗拉强度和断裂延伸率相乘来评估断裂吸能和韧性，可以看出，动物丝比其他纤维的韧性要好。

超高分子量聚乙烯纤维是一种高韧性的合成纤维，其缺点是黏结性差、耐热性差，在140℃会发生晶区的熔融、失去力学特性，而蚕丝在200℃以上才会到达玻璃化转变区、发生软化。

尼龙是化学结构最接近蚕丝的聚合物，以纤维或者基体的形式广泛应用。动物丝也被称为"尼龙2"，具有比尼龙分子更密集的酰胺键，分子间作用力特别是氢键更强，因此动物丝通常比尼龙的弹性模量和抗拉强度更高。

动物的纺丝行为会极大地影响动物丝的力学性能。2002年，我国科学家邵正中教授和英国科学家弗里茨·福尔拉特（Fritz Vollrath）教授[3]研究发现，蚕散漫的吐丝行为是蚕丝力学性能不及蜘蛛丝的一个直接原因。蚕采用"8"字吐丝的方式，使丝纤维每隔5 mm就会产生弯折，从微观看来，曲率大的部分的分子链难以平行排列、有序性降低，从而形成结构缺陷，导致力学性能特别是抗拉强度降低。通过"强迫"拉丝限制蚕的头部运动获得伸直的纤维，可极大提升力学性能，抗拉强度接近1 GPa。这个发现引起了人们关于能否用蚕吐蜘蛛丝的讨论。但是，用蚕制备蜘蛛丝的实际操作困难重重，不管是干预蚕的纺丝行为，还是采用蚕丝腺的原液再度人工纺丝，多年来人们获得蚕丝纤维的抗拉强度都难以超过1 GPa，其中的关键还是无法精确调控蚕丝蛋白质高分子的凝聚态结构。动物纺丝行为也导致天然动物丝的力学性能离散性较大[4]。不同的吐丝个体产出的丝纤维力学性能也不同，即使对于同一根长丝，不同位置的力学性能也会有差异。一般来说，不同个体"吐出"的丝纤维，单丝抗拉强度上下浮动20%属于正常。

大家非常感兴趣的一个问题是，蜘蛛丝能否制作防弹衣？目前制作防弹衣的材料主要有超高分子量聚乙烯和芳香族聚酰胺（如Kevlar纤维）。超高分子量聚乙烯的分子量极高，结晶度也高，弹性模量高且韧性大，在和高速运动的子弹的作用过程中，原本柔顺的分子链来不及松弛变得刚硬，同时由于巨大分子链间有极强的范德华吸引作用力，分子链变形和被拉开都会消耗子弹的能量。Kevlar纤维属于刚性分子链，内聚能高，分子链沿纤维轴向高度取向，能够通过基团振动高效地传导能量，同时化学键断裂也会消耗子弹的能量。此外，Kevlar 纤维还特别耐热，摩擦产生的热量难以使它熔融或者燃烧。蜘蛛丝纤维在分子结构上和超高分子量聚乙烯和 Kevlar 纤维存在相似之处，单分子链结构接近柔性的聚乙烯，但结晶结构接近刚性的 Kevlar 纤维，因此吸收能量的机制也包含上述几种，既能够通过分子结构松弛吸收、耗散子弹的能量，也能够通过弹性形变吸收子弹的能量。但是，子弹冲击试验结果显示，蜘蛛丝和蚕丝吸收能量的整个过程会产生很大的形变[5]，也就是说，动物丝纤维即便在极高应变速度下其弹性模量 / 刚性仍然相对较低。如果蜘蛛丝做成防弹衣，最终结果是能挡下子弹，但此时的子弹可能已经穿入人的身体了。

新概念丝绸复合材料

蚕丝经过不同的加工和纺织工艺能变成或薄或厚，或轻盈或致密的丝绸锦缎。两千多年来，丝绸同陶瓷、茶叶齐名，一直是中华文化的象征。在古代，只有帝王、贵族等才可以享用真丝织物，如今真丝织物已经走入寻常百姓家。20 世纪上半叶，战争曾一度使中国的桑蚕养殖业停滞，但在过去几十年里，桑蚕养殖和蚕丝生产逐步恢复。近二三十年，中国每年出产的蚕丝大约占全世界产量的80%，是真正的蚕丝大国。有点遗憾的是，在新材料、新技术大爆发的现代社会，每年超过 10 万吨的蚕丝仍然绝大部分用于传统纺织业，品质最上乘的蚕丝会被变成高档丝巾，而品质普通的蚕丝则被制成廉价丝巾。

蚕丝和丝绸的应用价值仅仅在于服饰吗？显然不是。动物丝是自然界唯一的连续长丝纤维，而桑蚕丝和柞蚕丝是两种能批量生产、广泛应用的动物丝，人们把蚕丝溶解，能够获得蚕丝蛋白水溶液、薄膜、多孔海绵、水凝胶等多种形态的材料。从柞蚕丝获取的丝蛋白，其分子量高达 20 万道尔顿，而化学家目前还无法人工合成这样长的特定氨基酸序列的蛋白质分子。图 4 所示为基于蚕丝蛋白制备的一系列组织工程材料。例如，软弹的丝纤维水凝胶有望成为软组织（如脑灰质、肌肉、韧带等）的组织工程材料；蚕丝纤维复合树脂等既有望成为绿色可生物降解的环境友好"塑料"，也可以成为人体硬组织工程材料。提出蚕丝复合材料的新概念并开展骨关节组织工程材料应用研究，正是我们团队（北航生物医学工程高精尖中心团队）聚焦的一个方向：充分保持天然蚕丝的连续长丝、高韧性、可被人体吸收的特性，再结合新的合成高分子材料和加工工艺，设计蚕丝复合材料，使其在组织工程领域发挥所长。

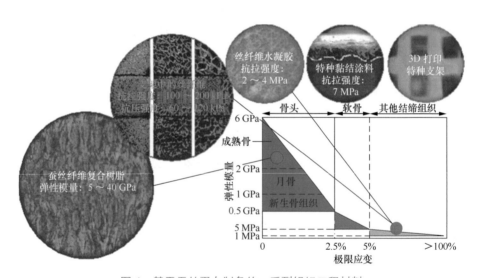

图 4　基于蚕丝蛋白制备的一系列组织工程材料

蚕丝复合材料的设计法则

弗里茨·福尔拉特教授带领的牛津大学动物丝课题组在 2014 年提出一个问题[6]：同植物纤维和玻璃纤维相比，动物丝能否成为一种"有效"的强韧相纤维？通过比较不同纤维复合材料的力学性能，他们发现，蚕丝复合材料比亚麻、剑麻、蓖麻纤维等植物纤维复合材料在弯曲强度、冲击强度和韧性上更具优势；蚕丝复合材料的韧性失效机制，让其在实际使用过程中能够有效避免骤然破坏等灾难性后果。但是研究也指出：蚕丝的成本在短期内无法下降到植物纤维的水平，因此除非发掘出"韧性为关键指标"的特殊应用领域，否则蚕丝复合材料可能无法在实际生产生活中被广泛应用。我们在近几年的探索中，也意识到寻找"韧性为关键指标"的应用领域对蚕丝复合材料十分重要，而人体组织工程结构材料正好有这样的需求——生物体中各组织在长时间、高周期负荷下服役依靠的是完整的结构功能性，也就是抗拉强度和弹性模量的平衡、韧性的优化。因此，如何设计蚕丝复合材料使其成为高价值、可吸收的医用组织工程结构材料成为我们研究的重点。

对于骨组织工程植入物器械，我们经常碰到的有骨融合器、骨钉等骨科假体，其对力学性能要求极高，目前制备这些假体采用的医用金属材料都存在力学刚度、弹性模量过高的问题，即便是现在正在推出的低弹性模量合金，其弹性模量也在 40 GPa 左右，远远超过了人体最致密皮质骨的弹性模量。以传统钛合金假体骨为例，植入后的结构支撑功能没有问题，主要的负面影响是：产生生物惰性、难降解，一直以异物存在；刚性大、硬度高，会磨损、消耗自体骨组织；会导致周围骨组织受力减弱，引起应力屏蔽效应（stress shielding）和正常组织功能退化。骨组织工程材料也包括高分子/高分子基复合材料，已经临床应用的成功范例是合成高分子聚醚醚酮（PEEK），它的弹性模量为 3 ～ 5 GPa，更加适配骨组织，但它也属于不可吸收的生物惰性材料，不太符合"生物活性"和"可降解"生物材料的发展趋势。已被美国食品药品监督管理局（Food and Drug Administration，FDA）认证的可被人体吸收的材料中，一大类是合成聚酯高分子材料，但每种聚酯都有各自的优缺点。例如，聚己内酯（PCL）柔韧性好，室温时处于晶态＋高弹态且弹性模量仅为 0.5 GPa，替代骨组织时需要用纳米颗粒增强，其疏水化学性质会导致体内细胞的黏附性变差；弹性模量更高的聚乳酸（PLA），其半结晶结构、体相降解机制明显等特点使其在植入后期可能会发生崩塌碎裂，带来了临床使用问题。因此，我们仍然在寻找理想的骨植入物材料，其力学刚度适配骨组织、细胞和组织相容性更优异且可被人体吸收。

基于上述问题，我们团队提出的设计思路是，采用刚度适中、柔韧平衡的天然蚕丝纤维，强化和韧化力学性能不足、生物相容性不足的合成高分子体系，来构建完全/部分吸收、力学适配骨组织的蚕丝复合材料骨科植入物。我们同多个国内外研究团队，如美国加利福尼亚大学伯克利分校的罗伯特·里奇（Robert Ritchie）院士团队、日本理化学研究所的沼田敬二（Keiji Numata）教授团队，以及国内动物丝研究最深入的邵正中教授团队开展了合作。对蚕丝这种极具特色的天然纤维，我们并没有完全遵循常规的高刚强复合材料的设计思路，而是融合了复合材料的设计方法和加工工艺，设计出同时平衡刚度和强度的高柔韧蚕丝复合材料。在这个过程中，我们总结出以下一些重要的设计原则。

1. 高体积分数原则

纤维的占比是纤维复合材料设计的一个最基本元素。高刚强纤维（如碳纤维）占比（通常用体积分数表示）对复合材料力学性能的影响规律通常是线性的，特别是当基体材料也呈线性的应力-应变关系时，即随着纤维含量的增加，纤维复合材料的弹性模量和抗拉强度通常都会按比例线性增加。那么蚕丝这种应力-应变关系非线性很强的纤维，其占比对力学性能的影响规律又如何呢？

我们从瑞蚨祥丝绸店买了两种分别由桑蚕丝、柞蚕丝编织的平整、密织的平纹丝绸面料，用来制作蚕丝复合材料。桑蚕丝绸布富有柔和的光泽，可以染成鲜艳的颜色；柞蚕丝绸布则相对朴实，天然的颜色是黄/浅棕色。通过实验比较，柞蚕丝的断裂延伸率比桑蚕丝高一倍，单丝拉伸断裂能达到 150 MJ/m^3，远高于桑蚕丝的 70 MJ/m^3。柞蚕丝韧性高的原因是分子结构的取向度更高、存在大量的 α 螺旋"微弹簧结构"。

我们像制作意大利千层面一样制备蚕丝复合材料层合板。丝绸布的体积分数从 30% 增加到 70%，蚕丝复合材料的弹性模量呈现线性增加，但其抗拉强度、抗冲击强度在丝绸布的体积分数超过 50% 后呈现跳跃式增加，此时蚕丝的强韧化效果更加显著，大量的丝纤维通过塑性变形和微纤化有效阻止和减缓了微裂纹的产生和扩展，从而延缓最终的失效。因此，为了获得更加优异的丝纤维强韧化效果，我们必须在复合材料中引入体积分数占一半以上的丝纤维，通过弹塑性效应协同、大量微纤化就可实现蚕丝复合材料韧性的最优化。

随之而来的问题是，蚕丝复合材料高体积分数的实现是否容易？植物纤维的可压缩性非常差，通常难以达到 50% 以上的体积分数，很重要的原因是这些纤维不连续，必须通过打捻扭成更粗的纱线，但是这些纱线也使织物变得不平整，流动性不好的树脂很难进入纱线内部，导致气孔等缺陷增多。蚕丝是连续长纤维，一只蚕茧能抽出 800～1 500 m 的连续长丝，单根蚕丝能够承受加工过程中的抗拉应力、溶剂和高温，加工性能非常好。弗里茨·福尔拉特教授的研究也证明了蚕丝纤维和蚕丝织物具有非常好的可压缩性，纤维的三角形 / 非圆形不规则截面可以在压缩过程中更紧密地排布。我们验证了极高体积含量（如含有 70% 蚕丝）的桑蚕丝 / 环氧树脂复合材料（见图 5）是可以实现的[7]，这样高的体积分数对纤维本身的性质，包括连续编织性质和压力耐受性都提出很高的要求，高性能的碳纤维复合材料通常会要求达到如此高的体积分数。此外，短切蚕丝在制备复合材料时会出现类似不连续植物纤维的可压缩性和致密性问题，导致很难获得高蚕丝含量、结构均匀的复合体系，故

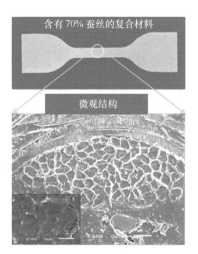

图 5　含有 70% 蚕丝的桑蚕丝 / 环氧树脂复合材料及其微观结构

大多数短切蚕丝纤维复合材料被排除在我们研究的高强韧蚕丝复合材料范畴之外。

2. 混杂刚强纤维的原则

复合材料设计的一个出发点是每种均相、单一的材料都有各自优缺点，通过组合两种及以上的材料来形成新的整体，就可以创造出新的性能。自然界的结构材料像骨骼、牙齿、贝壳、螳螂虾前螯等基本都是复合材料，很少由单一的原子或者分子组成，但大自然能够巧妙地组织这些不同的分子，使它们能够有序排布并协同发挥作用，表现出超越线性规律的优异性能。仿生制备复合材料的一个重要目标就是像天然结构材料一样，在某一种性能上实现"一加一大于二"的效果。

蚕丝纤维作为一般体相高分子（具有各向同性性质）的强韧相，在体积分数超过50%时，能够起到明显的强韧化效果。但同目前广泛应用的碳纤维复合材料相比，纯蚕丝材料较低的弹性模量和抗拉强度限制了它在工程结构材料领域的应用。我们提出的解决方案是同其他的高刚强纤维混杂，即在纯蚕丝材料中引入第二相纤维，来扩展纯蚕丝材料的力学性能范围。

第一个例子是柞蚕丝混杂碳纤维增强环氧树脂[8]。环氧树脂是碳纤维复合材料最常用的树脂基体，也是日常生活中使用最多的热固性树脂之一。活泼的环氧基团在室温下能够同氨基反应，在较高温度下能够同羟基反应，生成化学交联网络结构，因此环氧树脂的"化学"黏结性能非常好。我们设计了不同混杂结构的复合材料，一种是层间排布方式发生变化，把柞蚕丝和碳纤维交替叠加，另一种是将碳纤维铺层在外侧、柞蚕丝布铺层在内侧，形成三明治结构，而层内也可以进行两种纤维的编织混杂，这种设计还需要进行"织物定制"。我们联系到了辽宁的一家柞蚕丝加工和纺织工厂，分别以高刚强碳纤维为经纱、柞蚕丝为纬纱编织出了不同的层内混杂结构（见图6），实现了将天然高性能柞蚕丝纤维和人工高性能碳纤维的编织结合。稍有缺憾的是，这几块混杂纤维布中，碳纤维和柞蚕丝的丝束/纱线较粗（直径在 1 mm 左右），导致两种纤维混杂的程度不够理想、协同作用的效果不是最佳，但抗冲击强度有明显提升，这表明柞蚕丝和碳纤维混杂纤维复合材料的抗冲击性能还可以进一步优化。

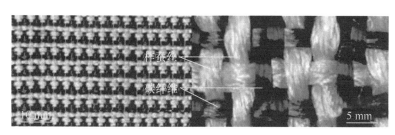

图 6　柞蚕丝／高刚强碳纤维混编织物

这项研究另一个重要的发现是，当柞蚕丝和碳纤维以交替叠加的方式混杂时，混杂纤维复合材料的韧性和抗冲击强度大大超越了单一纤维材料，实现了"一加一大于二"的理想强韧效果。分子结构研究发现在这种交替铺层的复合材料中，蚕丝层、碳纤维层和基体之间会形成一个共同的界面层，在动态力学热分析图谱中呈现一个独立的基体相玻璃化转变，这个界面层在三者之间有效地传递应力，使复合材料各组分协同发挥作用。

第二个例子是桑蚕丝混杂亚麻纤维增强环氧树脂[9]。植物纤维的化学组成是纤维素，具有刚性分子链结构，因此单纤维的力学性能特点是弹性模量高、抗拉强度高。其缺点是短纤维形态，且分子结构、微观形貌和力学性能的离散度大，制品质量难以控制。亚麻纤维是典型的植物纤维，具有很大的经济性优势。在桑蚕丝中加入亚麻纤维将降低桑蚕丝材料的成本，有可能拓宽桑蚕丝材料的应用范围。同时，亚麻纤维的断裂延伸率为 2%～4%，弹性模量为 50～80 GPa，而桑蚕丝的断裂延伸率为 15%～25%，弹性模量为 5～15 GPa，因此两种纤维同时在经济性和性能上具有互补性。从桑蚕丝和亚麻纤维混杂增强环氧树脂的力学研究结果来看，亚麻纤维的相对体积分数从 0% 到 40% 的变化过程中，混杂纤维复合材料的弹性模量和抗拉强度基本呈现线性增加，最高分别提升到纯桑蚕丝材料的 2.5 倍和 1.5 倍，增刚增强的效果非常明显。

抗冲击性能是蚕丝复合材料的一个关键性能。我们对混杂纤维复合材料进行了落锤冲击试验（见图 7），测定材料在高速载荷下从变形到破坏过程中吸收的能量，这是定量评价材料"韧性"的一类方法。从试验结果来看，虽然亚麻纤维的引入能提升了蚕丝复合材料的刚度，但是却并不能提升其冲击吸能；纯蚕丝材料冲击吸能最高，在试验中我们还观察到大量的微纤化现象。因此，我们认为，纯蚕丝材料的出色冲击韧性也是其最重要的优势之一。

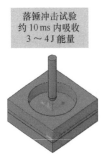
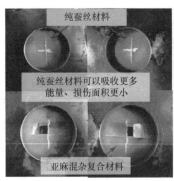
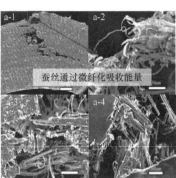

图 7　落锤冲击试验：蚕丝和亚麻混杂纤维复合材料受冲击破坏后的宏观形貌和微观形貌

3. 轻质高韧性的原则

动物丝蛋白的分子链本质上是聚酰胺（或者尼龙 2），主链不包含较重的芳香环结构或无机元素，虽然分子结构取向度高、结晶度较高，但 1.3 g/cm^3 的密度是碳纤维、芳纶纤维的 2/3。同时，这些柔顺的蛋白质分子链高度取向排列，并在链间形成了大量的氢键，破坏这些链的氢键网络需要很大的能量。因此，动物丝的轻质、高韧性的特点适合制备轻质高柔韧的结构材料。

点阵结构（cellular structure）是将材料制作成杆件并通过结点连接

形成的空间结构，其表观密度比致密的均质材料有了极大的降低，承载效果却并不输于均质材料，因此是一种非常有效的减重结构设计方式。我们采用蚕丝环氧树脂复合材料制备出一种金字塔点阵结构，其表观密度为 $0.037 \sim 0.110 \ \mathrm{g/cm^3}$，为水密度的 1/30 ~ 1/10[10]。普通双向纤维复合材料的平面承载效率比较高，但用来制作杆件时，在杆件的长轴方向上，仅有部分纤维能够有效承载拉力。为了提高纤维承载效率，我们制作了单向蚕丝复合材料，并将这些单向细条纵、横交替在模具中铺层，制备出点阵芯子。当我们压缩点阵结构时，在两端点固定的情况下，杆件将通过弯曲变形来承受竖直方向的载荷，而蚕丝复合材料的力学优势之一是其弯曲强度和韧性优异。蚕丝复合材料能够在到达最高压缩载荷之后，通过很长的欧拉屈曲变形过程（应变大于 30%），吸收大量的能量，而这部分吸收能量正是其他高刚强纤维复合材料在承载过程中所缺少的。图 8 所示为蚕丝复合材料点阵结构的制作、压缩承载和欧拉屈曲吸能机制。

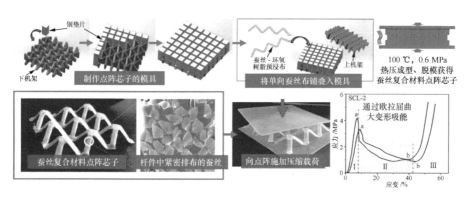

图 8　蚕丝复合材料点阵结构的制作、压缩承载和欧拉屈曲吸能机制

天然蚕丝复合材料的组织工程应用探索

我们制备的蚕丝复合材料获得了美国化学会（American Chemical Society，ACS）2020 年年会的关注，报告 *"Greener and Tougher Composites from*

Natural Silks"（更绿色、更柔韧的天然蚕丝复合材料）被选为年会的亮点研究之一。

组织工程是应用工程技术来实现人体组织的替代、修复和重建的一种医学策略，组织工程材料是这一方向的重要研究内容。目前，组织工程材料的发展方向是组织相容性好、具有细胞活性并且可吸收的材料。蚕丝是一种蛋白质材料，而且作为一种贴近皮肤穿着的织物，具有天然的可吸收性质和人体相容性。我们目前获得的蚕丝复合材料，其力学性能特别是弹性模量接近人体最坚硬的皮质骨组织，相比目前临床常用的高弹性模量（大部分大于 40 GPa）的医用金属材料，力学适配性更高，可以避免产生应力屏蔽效应，使自体骨组织免于退化或者磨损。在较长的周期内，蚕丝可以自行降解吸收。如果匹配可吸收的基体材料并且加载合适的药物，蚕丝复合材料植入物将在短期内发挥结构支撑功能，为细胞重建骨组织提供保障，同时在后期还可以以可控的速度降解，作为骨科植入物，可以通过一次手术实现骨组织修复与重建，为车祸等意外引起的骨组织创伤提供一种理想的组织工程治疗方案。

显然，在人体中使用蚕丝复合材料，需要对其湿态（在体液中）的性能有所了解。蚕丝织物泡在水中会浸湿，但我们的日常生活经验表明蚕丝并不容易像棉布一样吸水，湿气也很容易除去。为了验证蚕丝复合材料对水环境的耐受性，我们测试了蚕丝/环氧树脂复合材料在不同温度、湿度和水环境中的力学性能变化情况[11]。研究结果显示，蚕丝/环氧树脂复合材料在室温下的水中浸泡 10 天，吸水量达到饱和，约为 13%，其屈服应力均变为原始干态的 25% 左右，弹性模量仍然维持在 1 GPa 以上，延伸性大幅提高，总体材料的韧性在浸泡前后基本不变。因此，我们认为蚕丝复合材料在人体中能够达到稳定状态，并能够发挥足够的结构稳定功能。

我们团队同北京朝阳医院骨科团队开展合作，面向脊椎疾病和损伤治疗，尝试用蚕丝复合材料制作一种重要的、在脊椎病中不可或缺的骨科器械，即椎间融合器。类似其他的骨科器械，临床用的椎间融合器的制作材料大部分为不可吸收型，如钛合金和聚醚醚酮，少数几款可吸收，如聚己内酯、聚乳酸等，又存在力学性能不足，或者降解产物酸性、碎片化的问题。蚕丝复合材料中包含体积分数大于 50% 的蚕丝，如果选取环氧树脂作黏结剂和不可降解基体，可以制作成部分可吸收的椎间融合器；如果选取 PCL 作为可降解基体，则可以制作成完全可吸收的椎间融合器。我们用蚕丝复合材料制作的椎间融合器雏形（见图 9）在参加第五届全国医疗器械比赛时获得临床组二等奖，表明蚕丝复合材料在医用器械领域很受欢迎，具有临床应用潜力。

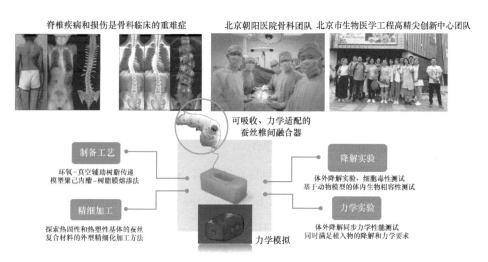

图 9　北京朝阳医院骨科团队和北京市生物医学工程高精尖创新中心团队及其合作研发的全降解蚕丝椎间融合器雏形

结语

我们在学习动物纺丝方面仍然有很长的路要走，在成功实现动物丝的人工纺丝和规模制备之前，我们不妨更好地利用现有的动物丝特别是蚕丝资源。组织工程是一个能为蚕丝和丝绸提供新用途的领域。智慧的古人把

刚强如钢，柔韧如丝——组织工程蚕丝新材料

丝纤维从大自然带回家，又做成丝绸穿在身上，让这种美好的纤维和人类无比贴近。现代组织工程科学和技术还能赋予蚕丝和丝绸更多的可能性。在不久的将来，我们不仅要把丝绸穿在身上，还希望把它融入身体，让丝绸、丝纤维和丝蛋白帮助我们修复重建器官功能，也希望更多的人关注丝绸和新材料。

参考文献

[1]　VOLLRATH F, SELDEN P. The role of behavior in the evolution of spiders, silks, and webs[J]. Annual Review of Ecology, Evolution, and Systematics, 2007(38): 819-846.

[2]　VOLLRATH F, PORTER D, HOLLAND C. The science of silks[J]. MRS Bulletin, 2013, 38(1): 73-80.

[3]　SHAO Z, VOLLRATH F. Surprising strength of silkworm silk[J]. Nature, 2002, 418(6899): 741.

[4]　WANG Y, GUAN J, HAWKINS N, et al. Understanding the variability of properties in Antheraea pernyi silk fibres[J]. Soft Matter, 2014(10): 6321-6331.

[5]　DRODGE D R, MORTIMER B, HOLLAND C, et al. Ballistic impact to access the high-rate behaviour of individual silk fibres[J]. Journal of the Mechanics and Physics of Solids, 2012, 60 (10): 1710-1721.

[6]　SHAH D U, PORTER D, VOLLRATH F. Can silk become an effective reinforcing fibre? A property comparison with flax and glass reinforced composites[J]. Composites Science and Technology, 2014(101): 173-183.

[7]　YANG K, RITCHIE R O, GU Y, et al. High volume-fraction silk

fabric reinforcements can improve the key mechanical properties of epoxy resin composites[J]. Materials & Design, 2016(108): 470-478.

[8] YANG K, GUAN J, NUMATA K, et al. Integrating tough Antheraea pernyi silk and strong carbon fibres for impact-critical structural composites[J]. Nature Communications, 2019(10): 3786.

[9] WU C E, YANG K, GU Y Z, et al. Mechanical properties and impact performance of silk-epoxy resin composites modulated by flax fibres[J]. Composites Part A: Applied Science and Manufacturing, 2019(117): 357-68.

[10] WEN J, ZENG Y, GUAN J, et al. Silk lattice structure from unidirectional silk fibre reinforced composite for breaking energy absorption[J]. Advanced Engineering Materials, 2020, 22(3). DOI: 10.1002/adem.201900921.

[11] TIAN W H, YANG K, WU S J, et al. Impact of hydration on the mechanical properties and damage mechanisms of natural silk fibre reinforced composites[J]. Composites Part A: Applied Science and Manufacturing, 2021(147). DOI: 10.1016/j.compositesa.2021.106458.

刚强如钢，柔韧如丝——组织工程蚕丝新材料

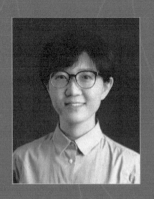

　　管娟，北京航空航天大学材料科学与工程学院、北京市生物医学工程高精尖创新中心副教授，2006 年获得天津大学工学学士学位，2009 年获得复旦大学高分子物理与化学理学硕士学位，2013 年获得牛津大学动物学博士学位。讲授本科生专业核心课程高分子物理、研究生双语课程生物大分子与材料（Biomacromolecules and Materials），从事生物大分子结构材料、纤维增强复合材料的强韧机理和医学应用研究，创新成果包括蜘蛛丝超收缩的分子机理、天然动物丝非晶结构的强韧机理、天然蚕丝纤维复合材料的设计与强韧机理、法向纤维增强仿生吸附材料的设计与机制等，建立了研究高分子材料黏弹性和复合材料复杂力学行为的实验方法。在 *Nature Communications*、*Matter* 等国际知名期刊上发表论文 40 多篇，相关研究得到 ScienceDaily、ACS Press、BBC 等国际知名科学媒体的报道。主持 1 项国家自然科学基金青年科学基金项目，完成 1 项聚合物分子工程国家重点实验室开放课题，指导 3 项大学生创新创业课题（1 项获评优秀）。

植介入医疗器械中的生物力学

北京航空航天大学生物与医学工程学院

王丽珍

植介入医疗器械主要用于修复或替换人体组织或器官、增进或恢复其功能，是保障人类健康生活的好帮手。现阶段，国内高端植介入医疗器械市场依然处于进口产品占大份额，自主创新原创产品占比相对少的境地。在日常生活中，人体一直处于不断运动的状态，植介入医疗器械进入人体后将处于复杂的力学环境中，其生物力学响应必然会影响周围组织、细胞的生物学响应，在促进组织再生与修复中起着至关重要的作用。那么，植介入医疗器械中蕴含着哪些生物力学问题？它又是如何指导植介入医疗器械创新研发的呢？

什么是植介入医疗器械

植介入医疗器械是借助手术全部或者部分进入人体内或腔道（口）中，或者用于替代人体上皮表面或眼表面，并且在手术过程结束后留在人体内30日（含）以上或者被人体吸收的医疗器械。它的种类繁多，包括人工关节、骨固定器械等骨科植入体，口腔种植体以及血管支架、人工心瓣、人造血管等血管介入体等。下面我们来重点认识一下骨科植入体和血管介入体。

近年来，骨科植入体的临床应用越来越广泛，如图1所示。其按照使用部位不同可以分为：（1）创伤类，如接骨板、接骨螺钉、髓内钉以及外固定支架等；（2）脊柱类，如椎体植入体（椎弓根钉、脊椎固定板等）、钛网、椎间融合器、人工椎间盘、骨盆假体等；（3）关节类，如人工髋关节、人工膝关节、人工肩关节、人工肘关节等；（4）其他产品，如面部修复假体、种植牙、运动医学产品（人工韧带、关节镜设备）、骨修复材料（颅骨修复钛网）等。骨科植入体的材料包括：（1）金属材料，如医用钛合金、医用不锈钢等；（2）生物陶瓷材料，如羟基磷灰石、碳酸钙生物材料、氧化铝等；（3）高分子材料，如超高分子聚乙烯、聚醚醚酮等；（4）生物可降解材料，如聚乳酸、聚羟基乙酸（PGA）、镁合金等。

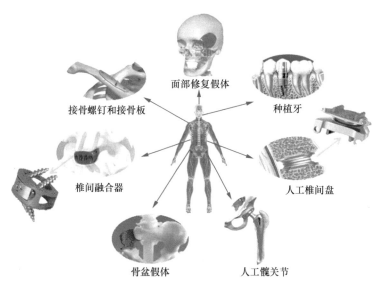

图 1　骨科植入体的临床应用

目前 3D 打印生物可降解骨科植入体是很有潜力的研究方向，其降解后不需要二次取出[1]，同时降解后对骨骼生长的约束消失，尤其对骨骼处在不断生长发育过程中的儿童来说意义重大。图 2 所示为使用 3D 打印可降解骨钉、骨板对儿童因意外跌倒、运动等外力撞击造成的肋骨骨折进行治疗——可降解骨钉、骨板的设计、制造、固定植入治疗以及植入后降解消失的全过程。在该治疗方案中，骨折愈合后骨钉、骨板完全降解，不会限制儿童骨骼的发育，从而避免了二次手术取出骨钉、骨板的痛苦。

介入治疗由于其损伤小、疗效高的特点，是目前治疗心血管疾病的新型方法和最主要的手段，其中血管介入体在治疗中发挥了关键作用。目前在临床上所用的血管介入体主要种类如图 3 所示。介入血管支架手术治疗是在病变段植入支架以达到支撑狭窄闭塞段血管，减少血管弹性回缩及再塑形，保持血流通畅的目的[2]。血管支架的发展主要经历了三个阶段：裸金属支架、药物洗脱支架以及可降解支架。裸金属支架和药物洗脱支架主要由金属钽、医用不锈钢、镍钛合金钴和铬合金等材料制成，介入人体后能够长期存留在血管内，长期存留容易引起血管的慢性损伤及内膜下平滑肌细胞增生，虽然药物洗脱支架短期内药物释放会起到一定作用，但后期仍将导致血管再狭窄[3]。可降解血管支架被认为是冠状动脉介入治疗史上的第四次革命。由于其在植入后短期内可以支撑血管，重建血液运输，拯救患者生命，且随着降解会逐渐消失[4]，不会作为异物长期存留在体内，减少了支架内血栓的形成，大大降低了传统支架手术后再狭窄的发生率，避免了金属永久支架引起的不良并发症[5-6]，为血管狭窄疾病患者带来福音。因此，安全可靠的可降解血管支架的研发是目前血管支架领域的热点方向。

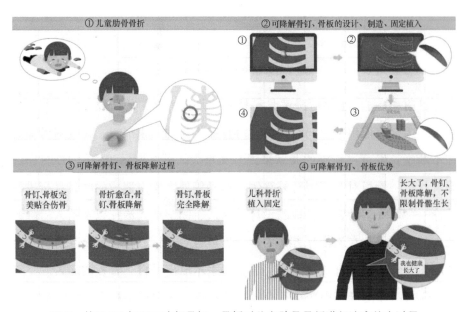

图2 使用3D打印可降解骨钉、骨板对儿童肋骨骨折进行治疗的全过程

针对该热点研究，我们课题组创作了一系列可降解血管支架的科普漫画，如图4所示。在漫画中我们生动展现了血管狭窄的形成原因、血管支架介入治疗过程，以及可降解血管支架介入后逐步降解消失的过程，向大众介绍了可降解血管支架的优势，即其在体内会逐步降解，而血管壁经过数月的组织重构，无须支撑也恢复了正常，真正做到了"事了拂衣去，深

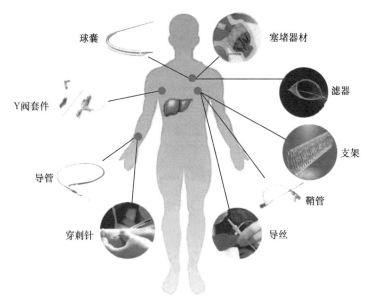

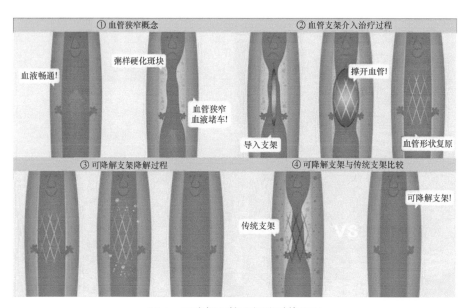

藏功与名"。

图3 血管介入体主要种类

图4 可降解血管支架的科普漫画

什么是生物力学

生物力学（biomechanics）是研究生命体受力、形变和运动以及与其生理病理之间关系的科学。现代生物力学主要对生命过程中的力学因素及其作用进行定量研究，并通过生物学与力学原理方法的有机结合来认识生命过程的规律，解决生命、健康与医学领域的科学问题[7]。

我国有 7 000 多万骨质疏松症患者，近 4 000 万人患有骨性关节炎；交通事故、运动损伤频繁发生，导致我国的每年骨折治疗达 3 000 多万人次；动脉粥样硬化、主动脉瓣狭窄、主动脉瓣关闭不全、冠心病、心脏瓣膜病等心脑血管疾病患者高达 2.9 亿（数据来源：《中国发展报告 2020：中国人口老龄化的进展趋势和政策》），这些常见骨和心血管疾病（见图 5）的巨额治疗费用已成为家庭和社会的沉重负担。骨 / 心血管生物力学与力学生物学对探索骨系统及血液循环系统生命现象具有重要意义，对探索疾病机制和诊治方法发挥着重要作用。下面着重介绍人体骨 / 心血管生物力学与力学生物学。

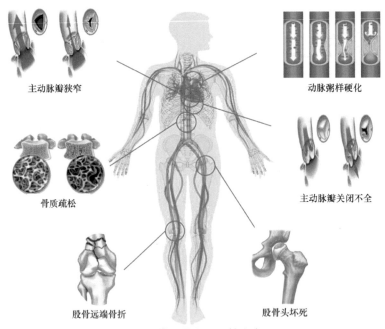

图 5　常见骨和心血管疾病

1. 骨生物力学与力学生物学

骨由骨膜、骨质和骨髓三部分构成，其中骨质是骨的基本组织，分为骨密质（皮质骨）和骨松质（松质骨）两种，骨松质中富含丰富的小梁骨。骨中包括的细胞有骨原细胞、成骨细胞、骨细胞和破骨细胞。其中骨原细胞可以通过分裂增殖分化为成骨细胞，成骨细胞可以转化为成熟的骨细胞，破骨细胞可以使骨基质溶解，成骨细胞和破骨细胞的协同作用是骨改建和骨重建的重要机制。在骨生物力学中，骨的微观结构和密度会随着力学刺激的改变而改变，使骨量在足够承担力学载荷的情况下达到优化的分配。长期不承载会导致骨丢失，适度承载可使骨变强，过度承载则会导致骨折。随着科学研究的不断推进，导致这一现象的神秘面纱逐渐被揭开，研究发现骨细胞是力敏感细胞，它能感知周围的力学刺激，调控骨生长、骨修复与骨重建等生理过程[8]。力学调控骨重建过程如图 6 所示。要深入了解骨对力学载荷如何响应，有必要了解骨的力学特性如何决定骨对生理和机械负荷的反应。国内相关研究领域已取得巨大成绩。例如，北京航空航天大学樊瑜波教授团队自主研发了可同时模拟微重力效应和施加剪切力作用的新型实验装置，发现了在模拟微重力效应作用下，骨细胞对力学刺激敏感性的影响[9]，此外还发现了在模拟微重力效应的影响下，骨髓间充质干细胞（MSCs）的成骨向分化能力下降、脂肪向分化能力增加且端粒酶活性下降的现象[10]，上述研究对于揭示空间微重力环境导致骨质丢失的机制提出了新的线索。天津理工大学张春秋教授团队研发了多种用于骨和软骨力学生物学研究的生物反应器和组织工程支架，并以此为平台研究了力学刺激对骨髓间充质干细胞向成骨细胞定向分化、破骨细胞的骨吸收以及骨重建的机理，这为原发性骨质疏松的预防和治疗提供了新的理论依据[11]。上海交通大学医学院附属第九人民医院戴尅戎院士团队、军事科学院系统工程研究院卫勤保障技术研究所张西正教授团队、太原理工大学陈维毅教授团队也对骨 / 软骨基质力学微环境对骨 / 软骨细胞的影响、骨 /

软骨结构与功能的定量关系、组织缺损的修复规律等进行了详细研究[12-14]，这些研究对探索骨的相关疾病机理和诊疗方法具有重要的意义。

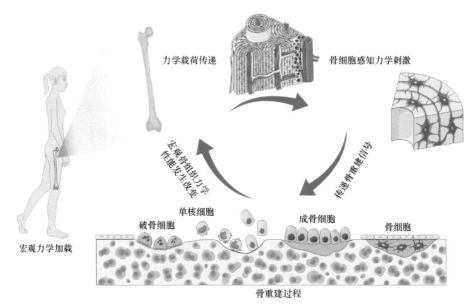

力学载荷传递　　　　骨细胞感知力学刺激

宏观骨组织力学性能发生改变　　　　传递骨重建信号

宏观力学加载

破骨细胞　　单核细胞　　成骨细胞　　骨细胞

骨重建过程

图6　力学调控骨重建过程

2. 心血管生物力学与力学生物学

血管内皮细胞和血管平滑肌细胞是血管的主要组成细胞，这些细胞在体内会不断受到血流动力的作用。血流动力学因素可以通过影响细胞的形态和功能，影响它的增殖、凋亡和迁移等，以及调节细胞外基质的合成及消除等，从而参与血管结构和功能的重建。例如，流体剪切力和拉伸力可以调节早期基因的表达，参与调节血管张力、诱导血栓形成、控制细胞生命周期以及血管炎性反应；同时还可以刺激血管内皮细胞释放多种生物活性物质，使血管张力保持在一定的范围内。正常的流体力学因素可以抑制血管内皮细胞与血管平滑肌细胞的迁移和增殖，从而维持血管结构和功能的稳定；过高或过低的流体力学因素则会引起血管损伤。力学调控血管重建过程如图7所示。心脑血管疾病的病理生理过程与生物力学关系密切。

例如，动脉粥样斑块的形成和发展，与所在部位的血流动力学因素密切相关。因此深入了解心脑血管生理病理过程中的生物力学机制，对于探索动脉粥样硬化等心脑血管疾病的机理和治疗方法有重要的意义。同时可为心脑血管疾病的预警、诊断、防治以及健康保障和干预提供新思路。北京航空航天大学邓小燕教授团队研究了血流动力学改变引发血管重建的力学生物学机制，发现糖萼作为力感受器，介导了血流动力学改变引起的血管内皮重构[15]。上海交通大学姜宗来教授和齐颖新教授团队从细胞和分子水平解释了细胞核骨架蛋白调控血管平滑肌细胞增殖的力学生物学机制，以及张应变对血管平滑肌细胞的形态和功能、切应力对内皮祖细胞分化的调控机制[16-18]。华南理工大学吴建华教授团队、北京大学周菁教授、四川大学李良教授团队研究了不同力学微环境（血流剪切力、张应变等）对血管细胞力学信号转导、基因表达、细胞行为与命运的调控机制，进一步揭示了血管病理生理学和动脉粥样硬化等病理机制[19-21]。

植介入医疗器械中的生物力学

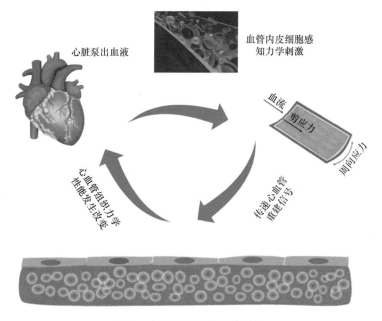

图 7　力学调控血管重建过程

骨和心血管植介入医疗器械在进入患者体内之后，会相应地改变患者植介入部位的力学环境，从而影响骨与血管的重建过程。因此，研究骨/心血管生物力学具有十分重要的理论和实际意义。

植介入医疗器械有哪些生物力学问题

植介入医疗器械进入人体内后会处于十分复杂的力学环境中，其自身与周围的组织之间存在着复杂的相互作用[22]。不同类型的植介入医疗器械由于其植入或介入的部位不同，所受到的力学载荷类型、方向、大小也不一样，植介入医疗器械对周围的组织产生的作用力也有差异。

在不同的应力作用下，不同的组织和细胞将产生不同的生物反应，引发不同的组织重建过程，从而会对植介入医疗器械的力学特性产生不同的影响。例如，在介入手术中将支架介入血管后，支架需要将血管狭窄处撑开并为血管壁持续提供径向的支撑、尽可能地防止血管的弹性回缩，同时需要顺应血管的走向并承受血液流动带来的剪应力，如图 8 所示。为此，良好的扩张性、顺应性以及径向支撑能力是血管支架需具备的三大基本力学性能。此外，支架的介入会对局部血液的流动产生扰动，并可能对血管内壁造成损伤，这些因素都将引发血管重构和内膜组织的增生[23-24]，所以血管支架的设计应该使其对血液流动的扰动降至最低、降低对血管内壁的损伤，从而避免内膜增生导致的血管再狭窄风险。由于血液流动对支架产生周期性的剪切力作用，这将使支架产生轴向的周期性应变，所以血管支架还需具备良好的抗疲劳性能以防止在载荷长期作用下发生疲劳破坏。若在设计过程中忽视了血管支架结构对其上述生物力学性能的影响，则其在介入后容易产生断裂、贴壁不良、扩张不全、支架梁覆盖不全、炎症、再狭窄等不良后果。因此，在血管支架等血管介入体的设计研发过程中，作为研发人员，我们需要考虑与解决的生物力学问题（见图 9）主要包括：（1）如何通过优化结构设计和材料性能调控来提高支架的扩张性、顺应性及径向支撑能力；（2）在满足支架所需具备的三大基本力学性能的同时如何进一步优化其结构和介入方式，以减小支架的介入对血流的扰动及对血管内壁的损伤；（3）如何通过优化结构设计和材料性能调控使支架具备良好的抗疲劳特性。

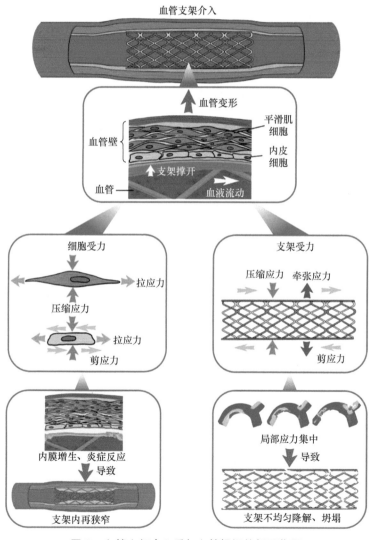

图 8　血管支架介入后与血管组织的相互作用

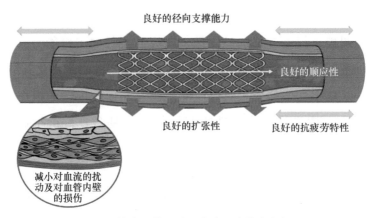

良好的径向支撑能力

良好的顺应性

良好的扩张性

良好的抗疲劳特性

减小对血流的扰动及对血管内壁的损伤

图9　血管介入体设计研发中的生物力学问题

而对于诸如椎弓根钉、椎间融合器、人工髋关节等骨科植入体来说，它们在植入后主要承受人体日常运动对肌骨系统产生的生理载荷，在复杂的肌骨系统生理载荷作用下，骨科植入体容易发生松动、断裂（见图10）以及周围骨组织的吸收和丢失[25]，因此这类植入体的力学稳定性和骨整合能力是设计优化过程中需要考虑的首要生物力学特性。骨科植入体的基本力学性能要求其具备与植入部位适配的强度、刚度和抗疲劳特性，从而为植入部位骨组织的愈合与修复过程提供足够的力学支撑和一定的力学刺激。此外，若骨科植入体刚度与周围骨组织不能很好地匹配，则极易造成应力遮挡效应，阻碍周围骨组织的重建与生长，所以骨科植入体的设计应努力使应力遮挡效应降至最低。除了自身的力学性能需与植入部位骨组织形成良好的适配关系外，骨科植入体对周围组织的力学刺激会对骨损伤部位间充质干细胞的黏附、增殖、迁移和分化行为产生影响，对骨组织的修复具有重要的调控作用[25-26]，这也是对骨科植入体进行设计优化过程中需要考虑的要素。因此，作为研发人员，在骨科植入体的设计研发过程中，我们需要考虑与解决的生物力学问题（见图11）主要包括：（1）如何通过优化结构设计和材料性能调控获得强度、刚度等基本力学性能与植入部位骨组织相匹配的骨科植入体，最小化应力遮挡效应；（2）在满足骨科植入体所需具备的力学强度和刚度的同时拥有良好的抗疲劳特性，以保证其在周期性生理载荷作用下不发生疲劳破坏，具备良好的可靠性；（3）如何通过骨科植入体微结构的设计，实现对骨损伤部位细胞行为的调控，从而提高骨科植入体的骨整合效果。

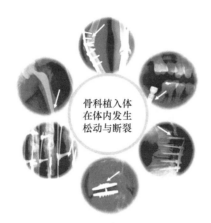

图 10　生物力学性能欠佳的骨科植入体植入后易发生松动与断裂

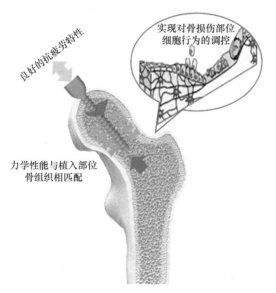

图 11　骨科植入体设计研发中的生物力学问题

对于可降解类植介入医疗器械而言，其植入或介入人体后的降解行为及对周围组织间的相互影响是设计与优化过程中需要研究的另一关键生物力学问题。通过体外模拟和动物实验的方法可以帮助我们探究可降解植介入医疗器械在体外和体内降解行为与不同形式应力之间的关系。已有大量研究证明，可降解植介入医疗器械周围的局部力学环境是影响其降解的重要因素[27-30]。不同形式的应力（拉应力、压缩应力、组合应力、流体剪应力）会显著影响植入物的降解行为，在我们之前的研究中，创新性地建立了考虑多维应力腐蚀影响的镁的降解模型[31]，搭建了一套可用于研究应力对可降解植介入医疗器械在体外和体内降解行为影响的实验装置，通过体外模拟实验和动物实验发现镁基植入物在体内和体外的降解行为对应力和应变的敏感性之间有着显著的不同[32-33]。可降解植介入医疗器械应该具备与人体组织修复重建过程相匹配的降解速度，否则，将不利于其植入或介入部位周围组织的愈合与重建。例如，用于修复骨缺损的可降解骨组织修复支架，若承受过大的力学载荷可能会加速降解，在新生骨组织成熟前很难为缺损部位提供足够的力学支撑，甚至会导致骨组织内形成空洞，最终导致骨组织修复失败。反之，若可降解骨组织修复支架降解速度过慢，则不利于骨组织的形成或产生持续的应力遮挡效应，这也会阻碍骨组织的进一步修复[22]。体外和体内实验结果均表明，支架降解过程会对周围组织和细胞的力学、结构特性以及生物反应产生影响[34-35]。因此，我们在对可降解植介入医疗器械进行研发的过程中需要考虑与解决的关键生物力学问题在于：探究不同形式的应力对植介入医疗器械降解行为影响的生物力学机制，在此基础上通过结构优化设计和材料性能的调控使其降解速度与人体组织修复重建过程相匹配。为此，我们建立了实验与数值仿真模拟相结合的植介入医疗器械降解行为评价方法，从而更好地理解可降解植介入医疗器械在应力影响下的降解行为，为可降解植介入医疗器械的优化设计与评价提供依据。

植介入医疗器械生物力学性能的影响因素

植介入医疗器械的生物力学性能和响应会受到植介入医疗器械的材

料、宏观构型、微孔结构、制造工艺以及周围组织的影响，如图 12 所示。目前临床上所用植介入医疗器械都是由生物相容性较好的材料制成的。对于骨科植入体，其材料主要是钛合金、不锈钢、生物陶瓷等，但由于材料与骨组织的力学适配问题，其在应用过程中常存在一些弊端。例如，骨固定器械由于有应力遮挡问题，可能引起植入体周围骨组织无菌性松动、失稳，植入体周围骨折、骨钉脱出等问题[36-38]，甚至导致内固定失败，面临二次取出的问题。尽管目前通过宏观构型设计、微观多孔结构设计可以降低植入体刚度，缓解应力遮挡效应[25-26]，但多孔的引入降低了植入体的力学性能，增大了植入体在人体内的失效风险[39]，因此并没有在临床上广泛应用。对于血管介入体，其材料主要是镍钛合金、钴铬合金、聚合物等，但材料与血管的力学适配问题、支架构型对内部血流动力学干扰问题、术后血管再狭窄（restenosis)[40]和远期血栓问题至今仍严重制约它的应用和疗效。可降解血管介入体，在完成治疗后可完全降解，可避免作为异物长期存留在体内，从而降低再狭窄发生率，受到了临床医生和学者的广泛关注，但其降解过程中与血管、血液不断相互作用，很难实现支架的材料性质、结构构型可控变化，面临早期坍塌风险。如何实现支架降解速

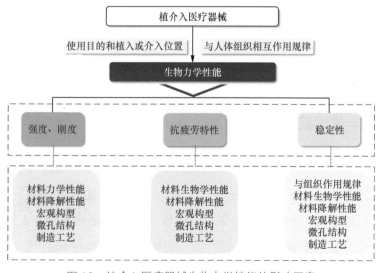

图 12 植介入医疗器械生物力学性能的影响因素

度与血管重塑速度相匹配，是可降解支架领域亟待解决的关键科学问题。

此外，患病位置不同导致植介入医疗器械与周围组织具有不同的生物力学相互作用特征。实际上，无论是骨科植入体还是血管介入体都具有一个共同特点，即植入或介入人体后，会与周围组织发生复杂的生物力学作用，为周围组织提供重建所需的应力环境，实现组织修复与疾病治疗。具体来说，骨科植入体（包括内固定器、外固定器和人工关节等）植入后，植入体与周围骨组织相互作用，将改变骨细胞所处的力学环境，骨细胞具有典型的力敏感性，它通过感知力学刺激实现适应性骨组织改重建[10]。因此，具有合适生物力学响应的骨植入体对于其周围骨组织重建、骨整合、骨愈合具有重要意义；对于血管支架，不同位置血管所处血液流动环境不同，其介入后会和血液发生生物力学相互作用，从而引起血液流动力学环境发生明显的改变[41]，而力学因素是血管支架内再狭窄的关键始动因素[42]。

综上所述，植介入医疗器械的材料、宏观构型与微观结构、与周围组织相互作用都会影响其生物力学响应。因此，从以上三个角度出发，对植介入医疗器械进行优化设计，改善其在人体组织中的生物力学响应至关重要。那么，如何实现优化植介入医疗器械的生物力学性能，使其能最大限度满足人体组织的需求，确保其在体内服役过程中的治疗效果与安全性？这是目前迫切需要解决的临床难题。

生物力学理论支撑植介入医疗器械创新

植介入医疗器械材料与构型优化设计方法是植介入医疗器械创新的关键，其中也包含了很多关键科学问题。由前面所述我们知道，骨科植入体（人工关节、骨固定器械等）与血管介入体（血管支架、人工心瓣、人造血管等）和生物力学密切相关。因此，在以上科学问题攻关上，北京航空航天大学樊瑜波教授团队以"生物力学理论支撑植介入医疗器械创新"为核心，在跨细胞 - 组织 - 器官的多层次生物力学研究中，围绕可降解植介入医疗器械的应力调控降解机理、植介入医疗器械与人体组织相互作用的生物力学机理、植介入医疗器械优化设计技术、植介入医疗器械评测技术等开展研究工作。

（1）可降解植介入医疗器械的应力调控降解机理。针对材料的力学强度伴随降解呈现出复杂衰减趋势的难题，团队开发了可降解材料在体 / 离体环境下拉应力加载装置，研究了牵张、压缩以及复合载荷下可降解聚合物材料的降解动力学规律；降解过程中拉 - 压复合加载装置定量拉、压应力对被测物降解行为影响规律 [43-44, 29]；体外流体剪切应力加载装置的研制与可靠性验证 [45]；动态流体剪切应力对聚合物降解过程强度影响机理，包括定常流和非定常流（正弦波和方波）剪切应力模式对聚合物降解行为的影响机制 [46]、动态循环应力加快聚合物降解规律与动态循环应力下组织工程支架降解模型 [47] 以及定量化在体加载装置的研制；在体 / 离体环境下，拉压载荷和周围软组织生长对可降解植介入医疗器械降解行为的影响规律 [31]；塑性变形积蓄的应力对可降解材料降解的影响机制 [33]。在体 / 离体环境下，降解动力学规律及差异性等对于可降解类植介入医疗器械的设计具有指导作用。

（2）植介入医疗器械与人体组织相互作用的生物力学机理。针对植介入医疗器械与人体组织相互生物力学作用的评估，采用在体成像、离体测试及数值计算相结合的方法，对人体组织器官在体 / 离体物理特性进行测量和表征，建立植介入体物理、材料、运动特性的定量描述方法，采用多尺度模型对植介入医疗器械与人体组织相互作用的局部生物力学环境进行仿真模拟研究。将以上实验测试与仿真计算相结合的植介入医疗器械在体生物力学评测平台可用于测试不同的植介入体在植入或介入体内后对周围组织改重建及其应力状态的影响，进而获得针对个体的最优化参数，为植介入医疗器械设计、改进和临床应用提供生物力学参考依据 [48-49]。此外，骨显微结构参数分析、骨重建数值模拟、生物组织非线性计算模拟方面的

研究工作 [50-52]，可应用于可降解植介入医疗器械的设计与评测 [53-54]。可降解植介入医疗器械在体内与周围人体组织相互作用的生物力学机理 [53-55]（见图 13）、可降解聚乳酸垫片在刚性骨板和受损骨之间提升骨修复的设计方法、基于临床图像和数值的仿真评测技术等对探索骨修复不同阶段可降解植入体的降解动力学规律及其与周围骨组织的应力、生长之间的关系发挥了重要作用 [55]。

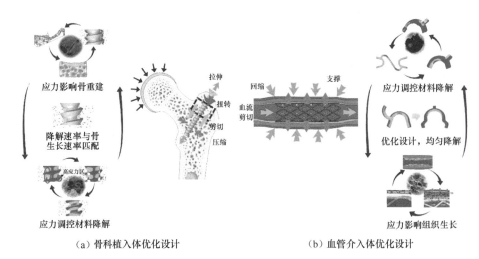

（a）骨科植入体优化设计　　　　　　　（b）血管介入体优化设计

图 13　可降解植介入医疗器械在体内与周围人体组织相互作用的生物力学机理

（3）植介入医疗器械优化设计技术。在复杂多样的生理载荷下，通过植介入医疗器械材料的优化分布，合理设计孔隙结构，可实现兼顾自身强度、支撑周围组织等生物力学性能和促进周围组织生长等力学生物学性能的最佳三维拓扑设计方案，最大化增强材料的有效利用率，并促进骨长入等人体组织力学生物学效应 [56]。其中，创新性地应用具有负泊松比效应的拉胀微结构优化骨科植入体，充分利用微孔结构设计和拉胀力学属性，同时保证骨科植入体生物力学性能及促进周围骨组织生长的力学生物学效应，实现了基于传统骨科植入体的全面优化[57-58]；构建了有效模拟植介入医疗器械降解过程的数值仿真模型，并据此开发了针对植介入医疗器械各个结构参数的优化设计算法。该算法从多参数设计空间中获取降解过程最优解，对应力极大值区域及降解过快区域进行预测，针对支架的易断裂危险区域进行构型优化加固，保证可降解植介入医疗器械的降解过程均匀化、合理化，实现了可降解植介入医疗器械在体降解过程与周围组织生长的动态平衡。

（4）植介入医疗器械评测技术。建立不同组织器官的生理学本构模型及植介入体物理、材料、运动特性的定量描述方法对准确评测植介入器械性能至关重要。其中，多尺度模型对植介入医疗器械与人体组织相互作用的局部生物力学环境体外模拟技术尤为重要，包括动脉系统近生理脉动流模拟系统设计理论突破，植介入医疗器械近生理环境评测的关键技术创新，体外真实、复杂生物力学环境下的植介入医疗器械性能与安全评测的系列模拟实验装置研制等。骨科植入体微结构的设计理论与制造参数控制，血管介入体涉及的可实现人体任意动脉复杂血流动力学环境的准确、可控模拟对于评测的准确性影响巨大。针对可降解植介入医疗器械的加速降解模拟技术和疲劳装置等对可降解血管支架的降解测量、疲劳损伤、强度变化预测和优化设计可以提供关键技术支撑。目前，樊瑜波教授课题组开发研制的疲劳测试装置可模拟近生理的压力波形，在对支架加载高频率的压缩和牵张应力的同时通过温度控制，可加速聚合物可降解材料的降解，最终实现了可降解支架在近生理环境下的加速疲劳测试。以上研究成果为植介入医疗器械研发、性能评测提供了重要实验平台。图 14 所示为植介入医疗器械生物力学评测技术原理，图 15 所示为基于微结构的植介入医疗器械构型优化及评测流程。

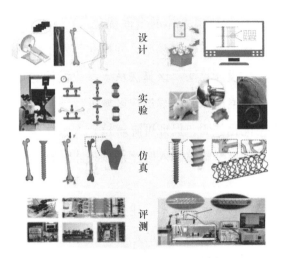

图 14　植介入医疗器械生物力学评测技术原理

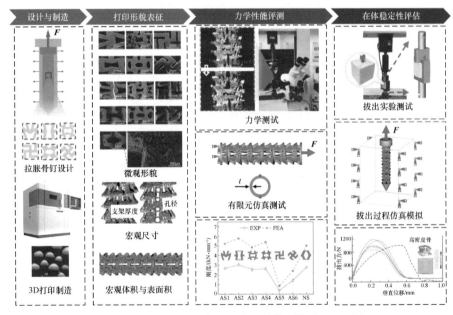

图 15　基于微结构的植介入医疗器械构型优化及评测流程

结语

　　植介入医疗器械领域是当代科学技术中涉及学科最为广泛的多学科

交叉领域之一，随着相关学科的技术进步，医疗器械产品和相关技术不断更新换代、科技含量不断增加，技术创新和升级是其生存和发展的基础。在未来，活性生物材料与结构、仿生生物材料与结构、智能生物材料与结构是推动植介入医疗器械取得前沿创新与核心技术突破的三个重要研究方向。《国家中长期科学和技术发展规划纲要（2006—2020 年）》《"十三五"国家科技创新规划》等都明确了对植介入医疗器械的支持，经过"十二五""十三五"国家重大科学研究计划的布局，我国植介入医疗器械行业进入了研发应用的重要机遇期。高校和科研机构作为国家科技研究与发展的中坚力量应积极组织开展医工结合、多学科交叉的植介入医疗器械技术创新研发，支撑我国自主创新的高端植介入医疗器械研发体系，为助力健康中国不断贡献力量。

参考文献

[1]　马剑雄, 高峰, 柏豪豪, 等. 可降解生物材料在骨科内固定中的研究及应用进展[J]. 生物医学工程与临床, 2016, 20(3): 323-327.

[2]　马英, 刘业松. 支架置入及经皮血管成形治疗颅外颈动脉狭窄[J]. 中国组织工程研究, 2014, 18(43): 7023-7027.

[3]　GROGAN J, O'BRIEN B, LEEN S, MCHUGH P. A corrosion model for bioabsorbable metallic stents[J]. Acta Biomaterialia, 2011, 7(9): 3523-3533.

[4]　YANG Y, TANG G, ZHAO Y, et al. Effect of cyclic loading on in vitro degradation of poly (L-lactide-co-glycolide) scaffolds[J]. Journal of Biomaterials Science, Polymer Edition, 2010, 21(1): 53-66.

[5]　YANG Y, ZHAO Y, TANG G, et al. In vitro degradation of porous poly (l-lactide-co-glycolide)/β-tricalcium phosphate (PLGA/β-TCP) scaffolds under dynamic and static conditions[J]. Polymer

Degradation and Stability, 2008, 93(10): 1838-1845.

[6] GASTALDI D, SASSI V, PETRINI L, et al. Continuum damage model for bioresorbable magnesium alloy devices—Application to coronary stents[J]. Journal of the Mechanical Behavior of Biomedical Materials, 2011, 4(3): 352-365.

[7] 姜宗来. 发展生物力学 造福人类健康——"十四五"我国生物力学研究发展战略思考[J]. 医用生物力学, 2021, 36(5): 671-675.

[8] LEMAIRE E, CAPIEZ-LERNOUT J K, NAILI S, et al. What is the importance of multiphysical phenomena in bone remodelling signals expression? a multiscale perspective[J]. Journal of the Mechanical Behavior of Biomedical Materials, 2011, 4(6): 909-920.

[9] YANG X, SUN L W, WU X T, et al. Effect of simulated microgravity on osteocytes responding to fluid shear stress[J]. Acta Astronautica, 2013(84): 237-243.

[10] SUN L W, GAN B, FAN Y B, et al. Simulated microgravity alters multipotential differentiation of rat mesenchymal stem cells in association with reduced telomerase activity[J]. Acta Astronautica, 2008, 63(7-10): 968-973.

[11] LIN J X, SHI Y P, MEN Y T, et al. Mechanical roles in formation of oriented collagen fibers[J]. Tissue Engineering Part B: Reviews, 2020, 26(2): 116-128.

[12] ZHANG X, LIU X, YAN Z, et al. Spatiotemporal characterization of microdamage accumulation in rat ulnae in response to uniaxial compressive fatigue loading[J]. Bone, 2018(108): 156-164.

[13] ZHANG Q, YU Y, ZHAO H. The effect of matrix stiffness on biomechanical properties of chondrocytes[J]. Acta Biochimica et Biophysica Sinica, 2016, 48(10): 958-965.

[14] WU X, WANG N, WANG Z, et al. Mathematically modeling fluid flow and fluid shear stress in the canaliculi of a loaded osteon[J]. Biomedical Engineering Online, 2016, 15(2): 261-273.

[15] LIU J J, KANG H Y, MA X J, et al. Vascular cell glycocalyx-mediated vascular remodeling induced by hemodynamic environmental alteration[J]. Hypertension, 2018, 71(6): 1201-1209.

[16] HAN Y, WANG L, YAO Q P, et al. Nuclear envelope proteins Nesprin 2 and Lamin A regulate proliferation and apoptosis of vascular endothelial cells in response to shear stress[J]. Biochimica et Biophysica Acta (BBA)-Molecular Cell Research, 2015, 1853(5): 1165-1173.

[17] QI Y X, YAO Q P, HUANG K, et al. Nuclear envelope proteins modulate proliferation of vascular smooth muscle cells during cyclic stretch application[J]. Proceedings of the National Academy of Sciences, 2016, 113(19): 5293-5298.

[18] HUANG K, BAO H, YAN Z Q, et al. MicroRNA-33 protects against neointimal hyperplasia induced by arterial mechanical stretch in the grafted vein[J]. Cardiovascular Research, 2017, 113(5): 488-497.

[19] LI Q H, WAYMAN A, LIN J G, et al. Flow-enhanced stability of rolling adhesion through E-selectin[J]. Biophysical Journal, 2016, 111(4): 686-699.

[20] ZHU J J, LIU Y F, ZHANG Y P, et al. VAMP3 and SNAP23 mediate the disturbed flow-induced endothelial microRNA secretion and smooth muscle hyperplasia[J]. Proceedings of the National Academy of Sciences, 2017, 114(31): 8271-8276.

[21] CAO C J, LI L, LI H M, et al. Cyclic biaxial tensile strain promotes bone marrow-derived mesenchymal stem cells to differentiate

植介入医疗器械中的生物力学

into cardiomyocyte-like cells by miRNA-27a[J]. The International Journal of Biochemistry & Cell Biology, 2018(99): 125-132.

[22] WANG L Z, DING X L, FENG W T, et al. Biomechanical study on implantable and interventional medical devices[J]. Acta Mechanica Sinica, 2021. DOI: 10.1007/s10409-021-01116-9.

[23] SEO T, SCHACHTER L G, BARAKAT A I. Computational study of fluid mechanical disturbance induced by endovascular stents[J]. Annals of Biomedical Engineering, 2005, 33(4): 444-456.

[24] LIU D X, HU S W, YIN X Y, et al. Degradation mechanism of magnesium alloy stent under simulated human micro-stress environment[J]. Materials Science & Engineering, C. Materials for Biological Applications, 2018（84）: 263-270.

[25] FRASER D, FUNKENBRUSCH P, ERCOLI C, et al. Biomechanical analysis of the osseointegration of porous tantalum implants[J]. The Journal of Prosthetic Dentistry, 2019: 1-10.

[26] SHI J P, LIANG H X, JIANG J, et al. Design and performance evaluation of porous titanium alloy structures for bone implantation [J]. Mathematical Problems in Engineering, 2019: 1-9.

[27] FAN Y B , LI P, ZENG L, et al. Effects of mechanical load on the degradation of poly(d, l-lactic acid) foam[J]. Polymer Degradation & Stability, 2008, 93(3): 677-683.

[28] LI P, FENG X L, JIA X L, et al. Influences of tensile load on in vitro degradation of an electrospun poly(L-lactide-co-glycolide) scaffold[J]. Acta Biomaterialia, 2010, 6(8): 2991-2996.

[29] GUO M, CHU Z W, YAO J, et al. The effects of tensile stress on degradation of biodegradable PLGA membranes: A quantitative study[J]. Polymer Degradation & Stability, 2016（124）: 95-100.

[30]　CHU Z W, ZHENG Q, GUO M, et al. The effect of fluid shear stress on the in vitro degradation of poly(lactide-co-glycolide) acid membranes[J]. Journal of Biomedical Materials Research Part A, 2016, 104(9): 2315-2324.

[31]　GAO Y M, WANG L Z, GU X N, et al. A quantitative study on magnesium alloy stent biodegradation[J]. Journal of Biomechanics, 2018(74): 98-105.

[32]　GAO Y M, WANG L Z, LI L H, et al. Effect of stress on corrosion of high-purity magnesium in vitro and in vivo[J]. Acta Biomaterialia, 2019(83): 477-486.

[33]　CHEN K, LU Y, TANG H Y, et al. Effect of strain on degradation behaviors of WE43, Fe and Zn wires[J]. Acta Biomaterialia, 2020(113): 627-645.

[34]　LAM C X F, HUTMACHER D W, SCHANTZ J T, et al. Evaluation of polycaprolactone scaffold degradation for six months in vitro and in vivo[J]. Journal of Biomedical Materials Research Part A, 2009, 90(3): 906-910.

[35]　SCHIMKE M, PAUL S, TILLMANN K, et al. Hard tissue augmentation of aged bone by means of a tin-free plla-pcl co-polymer exhibiting in vivo anergy and long-term structural stability[J]. Gerontology, 2019, 65(2): 174-185.

[36]　SOUPTICK C, KAUSHIK M, SANJAY G, et al. A comparative assessment of two designs of hip stem using rule-based simulation of combined osseointegration and remodelling[J]. Proceedings of the Institution of Mechanical Engineers, Part H-Journal of Engineering in Medicine, 2020, 234(1): 118-128.

[37]　WU C, ZHENG K, FANG J, et al. Time-dependent topology

植介入医疗器械中的生物力学

optimization of bone plates considering bone remodeling[J]. Computer Methods in Applied Mechanics & Engineering, 2020(359). DOI: 10.1016/j.cma.2019.112702.

[38] SAEIDI M, GUBAUA J, KELLY P, et al. The influence of an extra-articular implant on bone remodelling of the knee joint[J]. Biomechanics & Modeling in Mechanobiology, 2020, 19(1): 37-46.

[39] ZADPOOR A A. Mechanical performance of additively manufactured meta-biomaterials[J]. Acta Biomaterialia, 2019(85): 41-59.

[40] BUCCHERI D, PIRAINO D, ANDOLINA G, et al. Understanding and managing in-stent restenosis: a review of clinical data, from pathogenesis to treatment[J]. Journal of Thoracic Disease, 2016, 8(10). DOI: 10.21037/jtd.2016.10.93.

[41] ZHANG P, LIU X, SUN A, et al. Hemodynamic insight into overlapping bare-metal stents strategy in the treatment of aortic aneurysm[J]. Journal of Biomechanics, 2015, 48(10): 2041-2046.

[42] KORSHUNOV V A, SCHWARTZ S M, BERK B C. Vascular remodeling: hemodynamic and biochemical mechanisms underlying Glagov's phenomenon[J]. Arteriosclerosis Thrombosis and Vascular Biology, 2017, 27(8): 1722-1728.

[43] FAN Y B, LI P, ZENG L, et al. Effects of mechanical load on the degradation of poly (D, L-lactic acid) foam[J]. Polymer Degradation and Stability, 2008, 93(3): 677-683.

[44] LI P, FENG X L, JIA X L, FAN Y B. Influences of tensile load on in vitro degradation of an electrospun poly (l-lactide-co-glycolide) scaffold[J]. Acta Biomaterialia, 2010, 6(8): 2991-2996.

[45] CHU ZW, ZHENG Q, GUO M, et al. The effect of fluid shear stress

on the in vitro degradation of poly (lactide - co - glycolide) acid membranes[J]. Journal of Biomedical Materials Research Part A, 2016, 104(9): 2315-2324.

[46] CHU Z W, LI X M, LI Y, et al. Effects of different fluid shear stress patterns on the in vitro degradation of poly (lactide - co - glycolide) acid membranes[J]. Journal of Biomedical Materials Research Part A, 2017, 105(1): 23-30.

[47] YANG Y F, TANG G W, ZHAO Y H, et al. Effect of cyclic loading on in vitro degradation of poly (L-lactide-co-glycolide) scaffolds[J]. Journal of Biomaterials Science, Polymer Edition, 2010, 21(1): 53-66.

[48] WANG S C, WANG L Z, WANG Y W, et al. Biomechanical analysis of combining head-down tilt traction with vibration for different grades of degeneration of the lumbar spine[J]. Medical Engineering & Physics, 2017(39): 83-93.

[49] HUANG Y P, DU C F, CHEUNG C K, et al. Preserving posterior complex can prevent adjacent segment disease following posterior lumbar interbody fusion surgeries-a finite element analysis[J]. Plos One, 2016, 11(11). DOI: 10.1371/journal.pone.0166452.

[50] WANG L Z, NIU X F, NI Y K, et al. Effect of microstructure of spongy bone in different parts of woodpecker's skull on resistance to impact injury[J]. Journal of Nanomaterials, 2013: 1-6.

[51] FENG C L, YAO J, WANG L Z, et al. Idealized conductance: a new method to evaluate stiffness of trabecular bone[J]. International Journal for Numerical Methods in Biomedical Engineering, 2021(37). DOI: 10.1002/cnm.3425.

[52] FENG C L, WANG L Z, XU P, et al. Microstructural and mechanical

植介入医疗器械中的生物力学

evaluations of region segmentation methods in classifications of osteonecrosis[J]. Journal of Biomechanics, 2021(119). DOI: 10.1016/j.jbiomech.2020.110208.

[53] MO Z J, ZHAO Y B, DU C F, et al. Does location of rotation center in artificial disc affect cervical biomechanics?[J] Spine, 2015, 40(8). DOI: 10.1097/BRS.0000000000000818.

[54] MO Z J, ZHAO Y B, WANG L Z, et al. Biomechanical effects of cervical arthroplasty with U-shaped disc implant on segmental range of motion and loading of surrounding soft tissue[J]. European Spine Journal, 2014, 23(3): 613-621.

[55] FAN Y B, XIU K H, DUAN H, et al. Biomechanical and histological evaluation of the application of biodegradable poly-L-lactic cushion to the plate internal fixation for bone fracture healing[J]. Clinical Biomechanics, 2008(23). DOI: 10.1016/j.clinbiomech.2008.01.005.

[56] TANG Q H, WANG L Z, MO Z J, et al. Biomechanical analysis of different prodisc-c arthroplasty designs after implantation: a numerical sensitivity study[J]. Journal of Mechanics in Medicine and Biology, 2015, 15(1). DOI: 10.1142/S0219519415500074.

[57] YAO Y, WANG L Z, LI J, et al. A novel auxetic structure based bone screw design: Tensile mechanical characterization and pullout fixation strength evaluation[J]. Materials & Design, 2020(188). DOI: 10.1016/j.matdes.2019.108424.

[58] YAO Y, YUAN H, HUANG H W, et al. Biomechanical design and analysis of auxetic pedicle screw to resist loosening[J]. Computers in Biology and Medicine, 2021(133). DOI: 10.1016/j.compbiomed.2021.104386.

王丽珍，北京航空航天大学生物与医学工程学院教授、博士生导师，国家自然科学基金优秀青年科学基金获得者，兼任世界华人生物医学工程学会（WACBE）理事和青年委员会主席、亚太地区生物力学协会理事、中国力学学会／中国生物医学工程学会生物力学专业委员会委员、中国力学学会固体力学专业委员会生物材料与仿生工作组副组长、中国力学学会青年委员会委员、中国生物材料学会材料生物力学分会秘书长等，长期从事生物力学及植介入医疗器械相关创新研究。

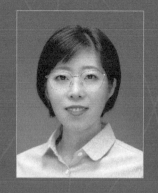

早期骨关节炎介入治疗
——骨软骨仿生支架

北京航空航天大学医学科学与工程学院

刘子钰

骨关节炎（osteoarthritis，OA）是一种退行性关节疾病，其典型表现为滑膜关节界面软骨和骨质量的丧失，并导致关节疼痛、僵硬和活动能力下降。目前，对于较严重的骨关节炎，不手术或微创手术等保守治疗不再有效，唯一的治疗方法是接受关节置换手术，但此类较大型的外科手术对患者的生活质量有重大影响，并且会使患者终身冒着需要进行翻修手术的风险。因此，利用组织工程等再生方法治疗骨关节炎关节软骨变性这种早期就可采取的治疗方式具有广阔的应用前景，此方法主要是使用三维支架（带或不带细胞）来支持组织生长。然而，目前还没有一种组织工程和再生医学产品能够促进大软骨缺损的持久再生。下面介绍骨软骨仿生支架的最新研究进展，这种支架可用于较轻程度骨关节炎和骨软骨缺损的早期治疗，并能延迟或避免定期进行关节置换的问题。

什么是骨软骨仿生支架

1. 什么是软骨及骨关节炎

软骨（cartilage）[见图 1(a)]是脊椎动物特有的胚胎性骨骼，是一种无血管、略带弹性的坚韧组织，在机体内起支持和保护作用。软骨没有血液供应，无法通过血液流动运送物质，但其基质中含有大量的第二型胶原和葡萄糖胺聚合糖（GAG）来帮助物质扩散。在人的胎儿和年幼期，软骨分布较广，随年龄增长会逐渐被骨代替。软骨可分为透明软骨、弹性软骨和纤维软骨，成年人软骨组织分布在肋骨、耳郭、椎间盘、手关节等处，如图 1(b) 所示。

骨关节炎或称退化性关节炎，是一种由于关节软骨或关节下骨头损伤而引发的炎症，其病理表现如图 2 所示。骨关节炎的一般症状是关节疼痛或僵硬，初次发病常见于运动之后，但发病次数会随时间增加而增多。其他症状包含关节肿胀、关节活动度降低等，若扩散到背部，则可能导致四肢无力或麻木。常见患病部位包括手指末梢关节、拇指根部、颈部、下背部、膝盖及臀部等。骨关节炎具有方向偏好性，常多发于特定一侧，其另一侧则较少发生，并且是一种长期病，常会延续多年，影响患者的日常生活及工作。与其他关节炎不同，骨关节炎仅会侵犯关节，而不会蔓延至其他组织。

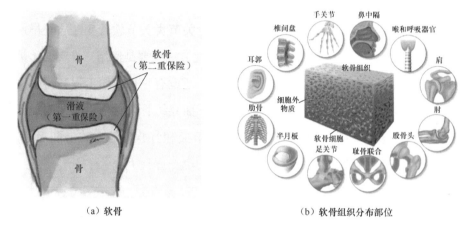

（a）软骨　　　　　　　　　　　（b）软骨组织分布部位

图 1　软骨、软骨组织及其分布部位

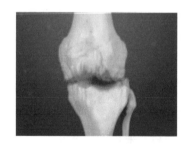

图 2　骨关节炎的病理表现

骨关节炎的病因包含关节旧疾诱发、关节发育异常、遗传等，风险相对较高的族群包含体重过重、长短腿、因工作而使关节长期承受高强度压力者等。我们一般认为，机械性压力或低度发炎是造成骨关节炎的元凶，此条件下患者的关节软骨会流失，进而关节间失去缓冲介质，最终导致关节下硬骨相互磨损。此外，骨关节炎会在运动时产生疼痛，进而让关节难以运作，最终可能导致肌肉流失。通常情况下，我们是依病征、症状、医学影像判定患者是否患有骨关节炎，偶尔会利用其他检测方法来确定是否有其他并发症，并理清其他症状。骨关节炎与类风湿性关节炎不同，前者的关节通常既不会发热也不会发红，而后者以关节和肌肉游走性酸楚、红肿、疼痛为特征。

2. 什么是组织工程

组织工程是指利用生物活性物质，通过体外培养或构建的方法，再造或者修复器官及组织的技术。这个概念是由美国国家科学基金委员会在1987年提出的。

组织工程涉及生物学、材料学和工程学等多学科，目前已经能够再造骨、软骨、皮肤、肾、肝、消化道、角膜、肌肉、乳房等组织器官。

目前被普遍运用的组织工程的定义，是由罗伯特·兰格（Rokert Langer）和约瑟夫·P. 瓦坎蒂（Joseph P. Vacanti）[1] 提出的：

组织工程是结合了工程学以及自然科学为一体的综合性学科，致力于发展生物替代材料以修复、替代人体器官及提高其功能。

组织工程也可定义为根据组织生长的原理，生产具备功能性的生物器械以供替代原有组织的临床治疗过程。更有其他描述方式补充到，组织工程的基本假设是，利用该系统的生物在更换、维修、保养或增强组织功能的治疗策略下取得更大的效益。

组织工程在多领域、多层面的研究下，已经发展出一套对原料与材料之间的应用有着组织性并且十分新颖的策略，如生物材料科学的发展、干细胞的应用、特殊生长和分化因子（differentiation factors）的应用、模拟独特的仿生环境（biomimetic environments）、利用物理或化学工程改造的细胞外基质（支架的制程）、细胞和生物活性分子之间的组合制备等。组织工程目前所遇到的困难主要是如何稳定培养更具复杂性的组织，如何有效利用实验室培养出的组织进行移植，以及如何保证新生组织的生物力学稳定性。

3. 什么是骨组织工程（骨软骨仿生支架）

骨组织工程是指将分离的自体高浓度成骨细胞、骨髓基质干细胞或软骨细胞，经体外培养扩增后种植于一种天然或人工合成的、具有良好生物相容性、可被人体逐步降解吸收的细胞支架（scaffold）或称细胞外基质（extracellular matrix，ECM）上的过程。这种生物材料支架可为细胞提供生存的三维空间，有利于细胞获得足够的营养物质、进行气体交换、排除废料等生理活动，使细胞在预制形态的三维支架上生长，然后将这种细胞杂化材料（hybrid material）植入骨缺损部位，在生物材料逐步降解的同时，种植的骨细胞不断增殖，从而达到修复骨组织缺损的目的。

为什么我们需要骨软骨仿生支架

1. 相关骨关节软骨疾病现状

临床调查显示，由创伤或骨病所致骨关节软骨缺损（见图 3）较为常见，其主要表现为顽固性疼痛、关节运动功能受限，这会严重影响患者生活质量，已成为目前肢体残障的主要原因之一。在美国，此病的发病率为1.5% ～ 3%，我国的发病率为美国的 5 ～ 6 倍，且随着中老年人口比例的增加呈逐年上升趋势。由于软骨没有神经、血管及淋巴系统，自身修复能力非常有限，直径大于 2 mm 的软骨缺损几乎不能完全修复，合并软骨下骨质缺损的治疗则更为困难。现有临床治疗措施均存在明显缺陷，其中保守治疗与关节清理术只能暂时缓解疼痛，不能阻止病程的发展；自体骨软骨移植术会人为造成供区缺损，且来源有限，难以修复面积较大的缺损；异体骨软骨移植术存在免疫排斥反应及传播疾病的可能；关节融合术改变了关节原有的解剖结构，丧失了关节的运动功能，患者难以接受；人工关节置换术费用昂贵、并发症较多、翻修率较高，且经济负担较重，特别是对年轻患者的身心健康影响极大。

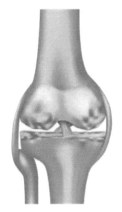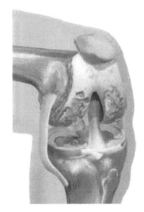

图 3   骨关节软骨缺损

2. 骨软骨仿生支架可以治疗早期关节炎

长期以来，由于关节软骨再生能力非常低，软骨缺损被认为无法修复。但是，自体软骨细胞移植技术（autologous chondrocyte implantation，ACI）和组织工程的成功表明了软骨修复是可能的，从而出现了许多的修复或替代损伤软骨的方法。将种子细胞培养在生物材料支架上然后移植到缺损部位，形成新的软骨组织，经过重塑形并与机体组织整合在一起，是软骨组织工程的基本工作方式。其中，控制软骨组织在三维多孔支架上的形成是关键。理想的软骨组织工程支架仍是人工设计、具有天然软骨细胞外基质的某些特性的支架。

骨软骨仿生支架的发展

1. 组织工程骨软骨一体化仿生支架

（1）骨软骨缺损治疗的新思路。组织工程技术的发展为骨软骨缺损的治疗提供了一种新的思路。利用组织工程骨软骨一体化仿生支架，并结合现有治疗方法中的相关优势，优化支架植入时的手术路径与手术操作，同时制定系统化、个性化的术后康复理疗方案，可以获得更好的远期修复效果。系统总结研究国内外组织工程骨软骨一体化支架修复材料的现状，会发现目前应用于骨软骨缺损修复的生物支架主要集中于负载细胞或因子型支架与非负载型支架两个方面。图 4 所示为骨软骨仿生支架的设计与治疗。

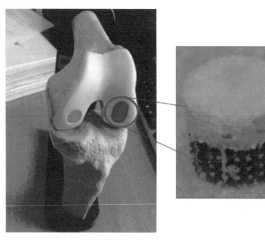

图 4　骨软骨仿生支架的设计与治疗

部分实验研究发现，支架为细胞或因子提供的微环境与实验动物体内的局部微环境相差甚远，且种植于支架内的细胞极易流失，其培养与传代过程中细胞去分化现象严重，并可能产生易被污染等科学性问题。同时受到细胞来源与相应的医学伦理学等社会性问题的约束，负载细胞或因子型支架不仅制备流程复杂烦琐，而且其实际的修复效果与非负载型支架修复再生的效果相比也无明显差异，更有研究发现非负载型支架通过支架的生物学与力学特性，可以为周围组织细胞的渗透和募集提供相应的生物学线索与力学环境，其最终的修复结果会更加完整，再生效果也更加明显。因此，在实验研究中与实际临床应用中，非负载型支架修复再生骨软骨缺损已成为研究应用的热点性骨科再生医学问题。

（2）理想的骨软骨仿生支架的特点。生物支架作为骨软骨缺损后修复再生的框架与暂时性替代物，在后期骨软骨修复再生的过程中，其对周围组织细胞的渗透与募集、黏附、生长与增殖，正常细胞外基质的分泌发挥着重要的作用。理想的骨软骨仿生支架应为细胞生长提供良好的微环境，同时应在组织工程骨软骨仿生支架修复再生中具备以下特点：支架材料应安全无毒，不仅材料所含成分安全，其在体内修复过程中相应的降解产物也应不能引发炎症反应和毒性反应；支架在体内的降解速率应与其修复再生的过程尽量保持一致；应具备良好的生物相容性与表面活性，即支架在修复过程中应与周围组织融为一体，且支架表面应有利于细胞的黏附和生长增殖，同时也不引起机体相应的免疫排斥反应；支架材料应拥有一定的力学特性，均匀的孔径及相应的孔隙率，拉伸性能、弹性模量都应与天然骨软骨结构接近，确保其在修复过程中在受到复杂力学刺激时保持稳定。

2. 仿生支架的研究进展

目前组织工程主要从支架材料、有软骨分化能力的种子细胞和细胞调节生长因子三个方面深入研究。支架材料不仅为种子细胞提供了新陈代谢的场所，同时也为细胞调节生长因子提供了暂时的接合点，是二者修复损伤软骨的载体。支架材料在关节软骨组织工程技术中具有至关重要的作用，应有优良的孔隙率，力学性能佳，生物相容性好，机械支撑好，具有一定的弹性、不易脱落、不引起排斥反应等特点。

（1）天然支架。天然支架材料有胶原、壳聚糖、透明质酸、藻酸盐、纤维蛋白、脱细胞软骨基质、硫酸软骨素等多种，具有生物相容性好、毒副作用小、易降解、降解产物易吸收等优势[2]。其中，胶原支架对细胞黏附具有突出作用，壳聚糖支架生物相容性和降解性好，且其降解产物在体内不会蓄积。但天然支架也有力学性能差、来源有限、降解速度快等缺点。

目前对胶原、壳聚糖、藻酸盐、透明质酸等材料及其衍生物的研究是热点。Crawford 等[3]通过临床试验证实采用软骨细胞胶原复合物治疗关节软骨损伤疗效令人满意。Correia 等 [4] 针对壳聚糖 / 透明质酸支架，发现透明质酸的加入可有效提高壳聚糖的力学强度，软骨细胞在复合支架材料上的黏附、增殖和分化能力得到了明显增强，同时促进了软骨细胞外基质的形成。此外，有研究发现，种子细胞在藻酸盐凝胶辅助下能持续释放生长因子，促进细胞生长与增殖。虽然有关天然支架材料的研究是行业热门，但其抗原性消除不确定、机械强度较差等问题依然是待克服的难题。近年来人们开始逐渐将天然支架材料的优点归并，其中 Mintz 等 [5] 研制的混合透明质酸水凝胶 / 聚己内酯支架促进了细胞外基质的形成，提供了机械性能良好的软骨组织工程研究的材料。许多专家倾向于天然支架材料复合物的研究，将天然支架材料的缺点消弭，同时通过耦合将它们的优点发挥到极致。

（2）人工合成支架。人工合成支架材料有聚乳酸、聚羟基乙酸、PLA-PGA 复合物［poly(lactic-co-glycolic acid)，PLGA］、聚氧化乙烯、聚乙烯醇、聚环氧乙烷、聚己内酯等多种，主要包括有机高分子材料和无机高分子材料两类。人工合成支架具有降解时间可调控，来源不受限制，机械性能好等优点。尽管经过诸多研究使得人工合成支架材料生物相容性得到改善，例如聚乙烯醇 - 聚乳酸水凝胶的含水量高适合关节软骨修复，生物相容性相对较好，但其生物相容性终究不如天然支架材料，且存在降解速度难以控制，易引起炎症反应，引起免疫排斥反应后又会破坏支架结构等缺陷。因此，在人工合成支架材料的研究方面，目前研究者大多致力于改善和提高人工合成支架材料的生物相容性。

（3）复合材料支架。复合材料支架兼有上述两类支架的优点。虽然复合材料支架不同材料的制取及配比难以把握，但复合材料支架依然是研究热点。Almeida 等 [6] 提出软骨细胞外基质支架能促进软骨形成，收缩率小，可以保留许多合成硫酸黏多糖，这一支架可作为生长因子输送系统用于关节软骨的再生。Lin 等 [7] 提出可见光交联的甲基丙烯酸酯支架是一个有前途的关节软骨细胞修复方法，其中甲基丙烯酸酯（mGL）具有可注射性和生物可降解性。还有的专家提出使用胶原蛋白 / 聚乳酸复合支架来修复关节软骨的缺损，为软骨组织工程微观结构的分析提供了条件。由此可见，复合材料支架均不同程度地改善和提高了支架的机械强度、生物可降解性等指标，其中天然支架材料和人工合成支架材料的选择也多样化，研究者通过不同配比，企图实现二者结合后的最优化，甚至出现三者结合的复合材料支架，如 Zhu 等[8] 提出胶原蛋白 / 壳聚糖 - 聚己内酯（CH-PCL）/ 硫酸软骨素（CS）复合材料支架适用于关节软骨修复。

水凝胶材料可以提供细胞代谢的微环境，尤其双极性类似软骨材料成为又一研究的热点。其中有学者在兔模型上利用同种异体软骨细胞、纤维蛋白 / 透明质酸（HA）水凝胶和可降解多孔聚乳酸 - 聚羟基乙酸（PLGA）支架进行部分气管重建试验，术后 6 ～ 10 周，兔子显示无任何呼吸窘迫的迹象。

（4）纳米技术支架。纳米技术支架在软骨组织工程上有独特的潜力，尤其碳纳米管表现出内在独特的物理和化学性质，能刺激软骨细胞生长和修复。有的专家提出，碳纳米复合材料可以为软骨组织工程支架提供一种改进的刺激软骨细胞生长的基质，可以使支架的结构有良好的力学性能。纳米技术支架虽然支架纤维孔径小，不利于细胞生长，但是可以构造出类细胞外基质的结构和功能，具有表面效应、小尺寸效应和宏观量子隧道效应等特性。Valiani 等[9] 提出了一种新型的纳米复合凝胶水溶性碳纳米管和海藻酸，利用三维支架在促进软骨形成的基因表达方面效果明显。

（5）仿生材料支架。仿生材料支架的结构类似于天然正常人体的关节软骨结构，可以很好地促进损伤软骨修复，保持软骨细胞表型，在软骨组织仿生分层设计、制备工艺以及最优化其生物性能的方面成了新的研究热点。有学者提出可根据需要或者通过利用能够负载活性细胞和治疗药物的可注射凝胶支架材料，构造纳米纤维结构仿生支架，其具有类细胞外基质的结构和功能。Zhu 等[8] 提出了分层制造胶原蛋白 / 壳聚糖 - 聚己内酯支架仿生微体系结构。该支架部分类似于关节软骨细胞外基质成分，多孔微体系结构、含水量和压缩力学性能表明其在关节软骨修复方面有很大的应用潜力。

（6）3D 打印技术支架。近年来有研究者认为 3D 打印技术与静电纺丝法结合可以提高复合材料支架的机械性能，加速复合材料支架的降解。因此，3D 打印技术为寻求理想便捷的复合材料支架提供了新的选择。

结语

骨关节炎是一种退行性关节疾病，主要特征为软骨退化和软骨下骨改变。目前最先进的骨关节炎手术干预是关节置换手术。对于年轻的骨关节炎患者和不适合关节置换的患者，选择较为有限。组织工程的目标是修复关节的缺陷并恢复其功能，以推迟或消除对关节置换的需要。组织工程策略的研究越来越多，特别是在过去十年，已经证明了组织工程在骨关节炎管理和改善患者生活质量的重要作用。

关节软骨支架材料都有各自的优点和缺点，通过利用细胞外基质材料、人工合成材料、仿生材料等构造软骨支架是当前较热的研究内容之一。随着材料增多和制备工艺发展，需要开发新技术和优化当前的技术，取长补短，更多地为临床服务。随着现代医学技术的发展，在治疗关节软骨损伤方面应根据患者年龄、软骨组织受伤的起源、症状持续时间、病变部位、病灶大小、损伤程度等具体情况，采用最优个体化治疗方案，有针对性地选择最有利于病情康复的软骨修复支架材料。复合材料特别是在材料制备的工艺和优化性能组合方面有待进一步深入研究，而纳米技术和仿生技术等在关节软骨支架材料的开发应用上前景广阔。

参考文献

[1]   LANGER R, VACANTI J P. Tissue engineering[J]. Science, 1993, 260(5110): 920-926.

[2] 刘清宇, 王富友, 杨柳. 关节软骨组织工程支架的研究进展[J]. 中国修复重建外科杂志, 2012, 26(10): 1247-1250.

[3] CRAWFORD D C, DEBERARDINO T M, WILLIAMS R J. Compared with Microfracture for Treatment of Distal Femoral Cartilage Lesions[J]. The Journal of Bone and Joint Surgery, 2012 (94): 979-989.

[4] CORREIA C R, TEIXEIRA L M, MORONI L, et al. Chitosan scaffolds containing hyaluronic acid for cartilage tissue engineering [J]. Tissue Engineering Part C Methods, 2011, 17(7): 717-730.

[5] MINTZ B R, COOPER J A. Hybrid hyaluronic acid hydrogel/poly(ε - caprolactone) scaffold provides mechanically favorable platform for cartilage tissue engineering studies[J]. Journal of Biomedical Materials Research. Part A, 2014, 102(9): 2918-2926.

[6] ALMEIDA H V, LIU Y R, CUNNIFFE G M,et al. Controlled release of transforming growth factor-β3 from cartilage-extra-cellular-matrix-derived scaffolds to promote chondrogenesis of human-joint-tissue-derived stem cells[J]. Acta Biomaterialia, 2014, 10(10): 4400-4409.

[7] LIN H, CHEN A W M, ALEXANDER P, et al. Cartilage tissue engineering application of injectable gelatin hydrogel with in situ Visible-Light-Activated gelation capability in both air and aqueous solution[J]. Tissue Engineering Part A, 2014, 20(17-18). DOI:10.1089/ten.TEA.2013.0642.

[8] ZHU Y, WANG M, ZHANG J, et al. Manufacture of layered collagen/chitosan-polycaprolactone scaffolds with Manufacture of layered collagen/chitosan-polycaprolactone scaffolds with biomimetic microarchitecture[J]. Colloids and Surfaces B:

Biointerfaces, 2014（113）: 352-360.

[9]　VALIANI A, HASHEMIBENI B, ESFANDIARY E, et al. Study of carbon nano-tubes effects on the chondrogenesis of human adipose derived stem cells in alginate scaffold[J]. International Journal of Preventive Medicine, 2014, 5(7): 825-834.

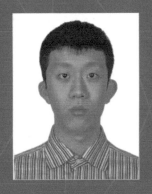

刘子钰，北京航空航天大学医学科学与工程学院助理教授。2015 年毕业于北京航空航天大学航空科学与工程学院。2021 年毕业于伦敦大学学院 / 英国皇家骨科医院。主要研究方向为：① 结构仿生 / 计算生物力学——建立仿生骨软骨支架材料与结构的数值评价方法、发明新型体外生物反应器、针对骨质疏松病人骨板与骨钉的设计与制造；② 航空航天医学——飞行员的训练伤防护及救治、飞行员的抗荷服设计；③ 飞机人机工效综合评估——大型民航飞机驾驶舱设计；④ 航空飞行评价——创建绿色航空能源碳减排效应分析模型、创建全飞行包线飞行性能数学模型减少温室气体排放、燃料雾化以及燃烧实验及仿真。参与国家级项目和国际合作项目课题 10 余项。

生物医用可降解电子器件

北京航空航天大学生物与医学工程学院

王 柳

目前，植介入医疗器械，如心脏起搏器、人工耳蜗、神经刺激器等已成为医疗器械的重要分支，且未来要实现对人体健康状态实时监测与精准诊疗，植介入医疗器械也会是核心。然而，对植介入医疗器械而言，治疗任务完成后需要取出植入或介入的器械，不仅会带来高医疗成本，增加患者痛楚，也会引入二次手术感染风险。下面将从可降解电子器件开始，重点介绍与我们健康相关的生物医用可降解诊疗电子器件。

什么是可降解电子器件

在当今的信息化时代，电子产品的更新换代越来越频繁，由此带来的电子垃圾种类和数量也越来越多，如图 1 所示。虽然电子垃圾的绝对数量不如其他垃圾，但其毒性和污染能力却名列前茅。如果不科学地处理电子垃圾，我们的身体就会受到极大威胁，如神经系统损伤、血液系统损伤、肾脏系统损伤、儿童大脑发育受损、肾脏肝脏金属沉淀、呼吸系统疾病等。按照联合国发布的《2020 年全球电子废物监测》中的数据，2019 年全球产生了 5 360 万吨电子垃圾，其中只有 20% 左右的电子垃圾被回收。

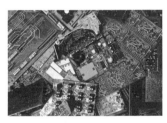
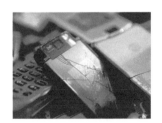

(a) 各种旧集成电路芯片　　　　　　(b) 废旧手机

图 1　电子垃圾

目前，比较流行的电子垃圾的回收方法是电子产品生产公司以"售后服务"的形式提供电子垃圾回收服务。例如，苹果公司在 2018 年推出了一款叫 Daisy 的废旧手机回收机器人（见图 2），能在 1 小时之内拆解 200 部苹果手机，方便之后的回收再利用。

可降解电子器件是 2012 年由美国西北大学的约翰·A. 罗杰斯（John A.Rogers）教授（见图 3）等[1]提出的一种新型电子器件概念，与传统的电子器件不同，其由可降解的材料组成，在完成预设的特定功能后可自行在生理溶液或者环境溶液中以可控的速度完全溶解、消失，被人体或者环境安全吸收。

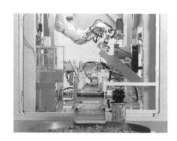

图 2　机器人 Daisy

在环境保护方面，可降解电子器件在完成任务后安全地在环境中消失，可避免一系列处理不当带来的环境污染问题，节约了回收所需的人力、物力和财力。

在健康医疗方面，可降解电子器件（见图 4）又叫生物可降解电子器件，可作为诊疗器件植入人体，在实现监测温度、pH 值

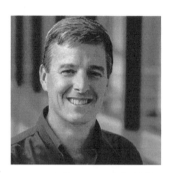

图 3　约翰·A. 罗杰斯教授

和血压等重要生理体征信息以及完成相应的治疗功能后，可安全地被人体吸收，从而避免二次手术移除器件，减轻了病人负担，减少了二次手术所带来的潜在的感染风险。

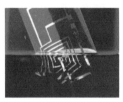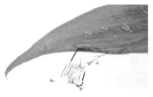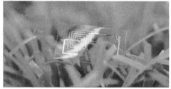

图 4　可降解电子器件

生物医用可降解电子器件的发展

生物医用可降解电子器件以医疗为目的，有时需长时间植入体内，因

此对此类电子器件的要求相对严苛。目前对生物医用可降解电子器件的要求主要有三个方面：(1)器件性能是最基本的属性，在诊疗过程中需保证器件正常运行；(2)器件需有良好的生物相容性，即器件要与生物体内环境和谐相处，不能影响生物体的正常生理活动；(3)生物可降解性，即器件完成诊疗任务后，可发生降解且降解产物可被人体的新陈代谢系统安全吸收或排泄系统排出体外。

随着可降解材料（如图5所示的可降解缝合线、可降解血管支架和可降解骨钉）、电子学和生物学等多学科领域的快速发展，可降解电子器件及其在疾病诊疗和健康监测等方面的使用都得到了发展。

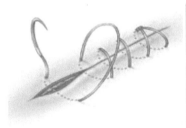
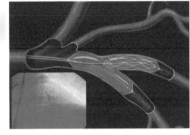
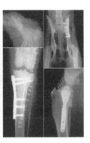

(a) 可降解缝合线　　　　(b) 可降解血管支架　　　　(c) 可降解骨钉

图 5　可降解材料在临床医疗上的使用

在生物可降解传感器方面，压力传感器、温度传感器、pH 值传感器和化学物质传感器都得到了一定的发展。2016 年，Kang 等 [2] 开发出一种植入式可降解脑信号传感器并实现了其对颅内压力、温度和 pH 值等参数的实时监测，其降解过程如图 6(a) 所示。2016 年，He 等 [3] 研发出一种植入式可降解忆阻器，其可执行体征监测、疾病预警、伤口愈合跟踪，并能够将信息无线地传送给医生或患者，以便于采取后续措施。此外，此忆阻器放入水中或人体体液中时，整个器件在 3 天内就几乎完全溶解，如图 6(b) 所示。2020 年，Guo 等 [4] 研发出一种利用 3D 打印的可降解压力传感器，在含有脂肪酶的水中浸泡 1 个月后降解了 15% 左右。

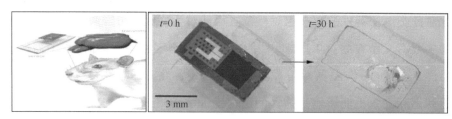

（a）可降解脑信号传感器及其降解过程

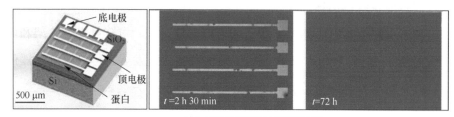

（b）可降解忆阻器及其降解过程

图 6　可降解脑信号传感器和忆阻器及其降解过程

　　在生物可降解治疗器件方面，电刺激组织修复器件得到了快速的发展。2019 年，Koo 等[5]设计制备了一种采用感应线圈无线供电的可降解电刺激神经修复器件［见图 7（a）］，此器件可对大鼠的 5 mm 坐骨神经缺损进行电刺激治疗，促进神经修复。2020 年，Wang 等[6]开发出一种基于生物可降解电池的具有自发电场的微型可降解器件［见图 7（b）］，其可对 Sprague-Dawley（SD）大鼠 10 mm 坐骨神经缺损部位进行了精准电刺激，并显著提升了其修复速度。2021 年，Yao 等[7]提出了一种植入式可降解柔性骨折电刺激器件［见图 7（c）］，此器件可由运动驱动产生电脉冲，并直接向骨折处施加电刺激，使大鼠的骨折愈合速度提升了约 40%，电刺激修复后的骨密度和抗折强度也分别提高了 27% 和 83%。2021 年，Choi 等[8]研发了一种无铅、无电池、可完全植入的可降解心脏起搏器［见图 7（d）］，用于术后心率和节律的控制。任务完成后，上述器件都可在规定时间内完全降解消失，无须二次手术取出。

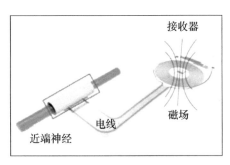

（a）可降解电刺激神经修复器件

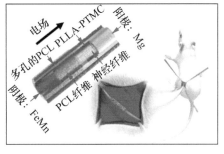

（b）具有自发电场的微型可降解器件

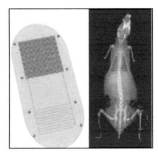

（c）可降解柔性骨折电刺激器件

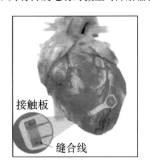

（d）可降解心脏起搏器

图 7　生物可降解电刺激组织修复器件

　　此外，可降解电子器件在穿戴式健康监测方面也得到了发展。2021年，Li 等[9]开发出了世界上第一款可降解智能手表。该手表和传统的智能手表一样，具有传感器，可以精确测量心率、血氧水平和步数，并通过蓝牙连接将这些数据传输到手机应用程序，屏幕还可以显示相关手机的日期、时间和消息，以及监测到的佩戴者生命体征等数据。当这款智能手表被完全浸入水中时，其外壳和电路会在 30 h 内完全溶解，而遗留下来的仅是手表的组件，如 OLED 屏幕和微控制器，以及电阻器和电容器，如图 8 所示。换言之，只需要将这种废弃的电子设备丢入水中，其即可在几天之内降解，其中的芯片等元器件仍然可以回收使用，既不会污染环境又增加了电子元器件的利用率。

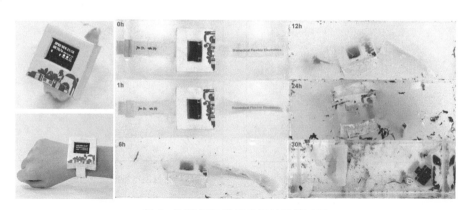

图 8　可降解智能手表及其降解过程

结语

当前，生物医用可降解电子器件是医工交叉的前沿领域，我国在此领域的研究尚处于起步阶段，其发展依赖于可降解材料和电子学的发展。目前可降解材料的种类有限，设计和开发出具有独特性能和专用功能的可降解新材料是未来开发生物医用可降解电子器件的基础。可降解电子器件的大规模制备工艺方法的欠缺是限制生物医用可降解电子器件发展的另一个重要问题，研发与现有制备工艺兼容的或全新的新型可降解电子器件的大规模制备工艺方法是未来实现生物医用可降解电子量产化的关键。此外，如何保证生物医用可降解电子器件在工作过程中稳定可靠的性能，发挥完作用后又能可控降解也是后续开发此类器件亟须关注并解决的关键问题。

参考文献

[1]　HWANG S W, TAO T, KIM D H, et al. A physically transient form of silicon electronics[J]. Science, 2012, 337(6102): 1640.

[2]　KANG S K, MURPHY R K, HWANG S W, et al. Bioresorbable silicon

electronic sensors for the brain[J]. Nature, 2016. 530(7588): 71.

[3] HE X, ZHANG J, WANG W, et al. Transient resistive switching devices made from egg albumen dielectrics and dissolvable electrodes[J]. ACS Applied Materials & Interfaces, 2016. 8(17): 10954-10960.

[4] GUO Y F, CHEN S, SUN L ,et al. Degradable and fully recyclable dynamic thermoset elastomer for 3D‑printed wearable electronics[J]. Advanced Functional Materials, 2021. 31(9). DOI: 10.1002/ adfm.202009799.

[5] KOO J, MACEWAN M R, KANG S K, et al. Wireless bioresorbable electronic system enables sustained nonpharmacological neuroregenerative therapy[J]. Nature Medicine, 2018. 24(12). DOI: 10.1038/s41591-018-0196-2.

[6] WANG L, LU C, YANG S, et al. A fully biodegradable and self-electrified device for neuroregenerative medicine[J]. Science Advances, 2020. 6(50). DOI:10.1126/sciadv.abc6686.

[7] YAO G, KANG L, LI C, et al. A self-powered implantable and bioresorbable electrostimulation device for biofeedback bone fracture healing[J]. Proceedings of the National Academy of Sciences, 2021. 118(28). DOI: 10.1073/pnas.2100772118.

[8] CHOI Y S, YIN R T, PFENNIGER A, et al. Fully implantable and bioresorbable cardiac pacemakers without leads or batteries[J]. Nature Biotechnology, 2021. 39(10): 1228-1238.

[9] LI J, LIU J, LU W, et al. Water-sintered transient nanocomposites used as electrical interconnects for dissolvable consumer electronics[J]. ACS Applied Materials & Interfaces, 2021. 13(27): 32136-32148.

生物医用可降解电子器件

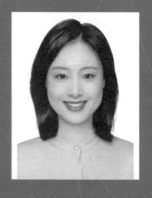

王柳，北京航空航天大学生物与医学工程学院助理教授。致力于生物医用可降解材料及电子器件的研究，集中在材料学、电子学和生物医学三学科的交叉领域。目前已在 *Science Advances*、*Small* 和 *ACS Applied Materials & Interfaces* 等国际学术期刊上发表 SCI 论文十余篇，授权专利 2 项，主持了国家自然科学基金、北航"青年拔尖人才支持计划"和中国博士后科学基金等项目。

如何生活得更健康
——运用人体免疫系统对抗各种疾病

北京航空航天大学机械工程及自动化学院

魏嫣然　张佩佩

英国作家培根曾说过，"健康的躯体是灵魂的客厅，而病体则是监狱"。自有文字记载以来，每年都有大量的生命因为疾病而消失，人体健康问题始终是我们关注的焦点之一。为了防患于未然，人类探索出了多种应对疾病的方法，其中一个重要途径就是使用疫苗。我国在 20 世纪 70 年代就提出了有关免疫规划的政策，为的就是更好地把控疫苗可预防的传染病。例如，新生儿童在出生 24 h 内，一般便会接种卡介疫苗，这次接种理论上会使其终身免于结核病的感染。

那么问题来了，疫苗到底是什么东西？免疫具体指的是什么？人体免疫系统又是如何对抗各种疾病的？下面让我们一一道来。

疫苗的出现

天花曾经是最古老也是死亡率最高的传染性疾病之一，几千年来一直威胁着人类的生存。历史上的第一个天花病例可以追溯到公元前 1150 年左右，这场疾病使古埃及法老拉美西斯五世深受其害。到了 16—18 世纪，天花在欧洲地区的肆虐和广泛传播更是造成了极大的伤亡。在中国，有迹可循的痘疹病例记载最早出现在晋朝。而直到清朝初期，天花依然被视为不治之症，令人谈"痘"色变。根据史籍记载，顺治、同治两位皇帝直接死于天花。顺治帝临死时忧于皇位继承人选，为了避免患病而早夭的情况再次出现，便选择了曾经得过天花并幸存下来的玄烨（年号"康熙"）继位。难以想象，"康熙王朝"的开启竟然也和"小小的"天花有关。

为了对抗天花，一些基于民间经验的疗法被广泛使用并略有成效。例如，取天花病患者的痘痂研成细末，加上樟脑、冰片等吹入种痘者鼻中，或者将天花病患者身上的脓以小刀拭在受种者的皮肤之下。通过轻微感染病毒患病，便能够有效地预防重症伤亡。但是这些方法具有一定的危险性，因此并没有广泛使用[1]。直到 18 世纪后期，英国医生爱德华·詹纳（Edward Jenner）研制出了一种"牛痘"疫苗，才使天花得到预防，为后人征服天花病毒打下基础。图 1 所示为当时的"牛痘"疫苗接种情形。

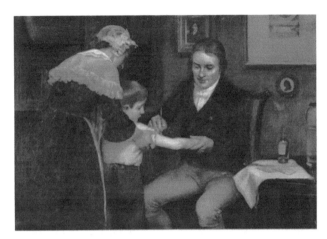

图 1　"牛痘"疫苗接种

　　但是在"牛痘"疫苗出现的这个时期，人们对于它是如何起作用的其实并不知晓。为了了解疫苗，就不得不提到一个词——免疫。从 18 世纪"牛痘"疫苗诞生之后，有关免疫的研究就进入了漫长的探索道路。19 世纪中叶，被称为"疫苗之父"的法国科学家路易斯·巴斯德（Louis Pasteur）提出了有关微生物学的理论，极大促进了免疫学说的发展和应用。人们开始尝试使用灭活以及减弱毒性的病原体制备多种疫苗用于预防不同的疾病。但此时人们对"免疫"的认识还是局限于宏观的尝试，对免疫反应原理的理解没有实质性的进展。直到 20 世纪中叶，随着胸腺免疫功能的发现、淋巴细胞免疫功能的确认，以及抗体分子结构与功能的认识，人们逐渐在器官、细胞和分子水平上对人体的免疫机理有了更为科学的解释，这对于实现生命科学的发展、预防和治疗各类疾病、推进重大疾病疗法的研究进程等具有重要的意义。

人体免疫系统

　　我们身体是如何对抗疾病的？

在我们生活的环境周围，潜伏着无数的细菌、病毒等微生物。它们"虎视眈眈"，时刻准备着通过呼吸道、消化道以及皮肤创伤等途径侵入人体，寻找适宜生长的条件并"繁衍生息"。为了抵御这种外来入侵，我们的身体必须与微生物进行"战斗"。在这个过程中，起作用的就是我们的免疫系统。

1. 免疫系统的三个功能

免疫系统由多种免疫器官、免疫细胞以及免疫活性物质共同构成，组建了遍布全身的防御网络。机体受到外界病原体异物刺激后，体内的免疫系统会发生一系列反应以应对风险。正常情况下，免疫功能对自身的抗原成分不产生免疫应答，而是维持机体内环境的稳定；而当外界病原体入侵人体时，免疫功能就会启动，机体识别"非己"病原体并对其产生免疫应答[2]。

免疫系统通过对外来入侵异物及机体内部非正常细胞的识别和清除，可实现免疫防御、免疫自稳和免疫监视三大功能（见图2），再通过与机体其他系统相互协调，就能维持机体内环境的稳定状态，保障人体健康。

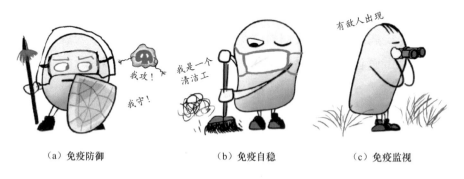

（a）免疫防御　　　　　　　（b）免疫自稳　　　　　　　（c）免疫监视

图 2　免疫系统的三大功能

（1）免疫防御，又称为抗感染免疫，主要指机体面对外来病原体及其毒性产物侵犯的防御作用，使人免于感染疾病。免疫防御具有双面性，合理防御有利于机体的健康保护，而免疫应答异常状况也会带来不利的影响：若免疫应答过强或持续亢进，则在清除致病微生物的同时会损伤机体正常功能，即发生超敏反应；若免疫应答过低或缺失，则发生免疫缺陷病。

（2）免疫自稳。机体在进行正常新陈代谢和功能执行的过程中，会产生很多的系统"废物"，如衰老和受损的细胞、外来杂质以及经过免疫处理后的入侵微生物碎片等。免疫系统的作用就是把身体内的这些"废物"清除出体外，维持机体的正常稳定。如果该机制发生异常，比如机体对"自己"或"非己"抗原的识别和应答出现紊乱，就会引发自身免疫病。

（3）免疫监视。个体组织细胞会在体内外因素的影响下不断发生畸变和突变，最常见的如肿瘤的产生。免疫系统为了维护体内的正常稳态，会启动机体的监视功能，对异常细胞进行识别、杀伤和及时清除。若该功能发生异常，细胞癌便无法得到及时的处理，就可能导致肿瘤的发生。

2. 免疫系统的三道防线

免疫系统的三道防线如图 3 所示。免疫系统的执行过程主要分为两大类，分别是固有免疫和适应性免疫。机体在进化的过程中将免疫应答的过程合理分工，有助于免疫系统更高效地实现其相应的功能。

（1）固有免疫。固有免疫又称非特异性免疫，是免疫系统的第一道防线和第二道防线。

第一道防线：皮肤、黏膜组织及其分泌物对外界入侵病原体的物理、化学屏障作用。

第二道防线：体内固有免疫细胞（吞噬细胞等）和固有免疫因子（酶等）的杀伤作用。

当外界病原体微生物入侵机体时，固有免疫细胞和固有免疫因子能够识别这些微生物特有的各种危险信号，并迅速将其吞噬、分解清除（非特异性免疫反应）。固有免疫天然存在，作用范围广，如同在大街小巷"维护治安"的警察，在机体内各个部位巡逻，遇到坏人便依法擒拿，由此使病原体侵害机体的计划落空。

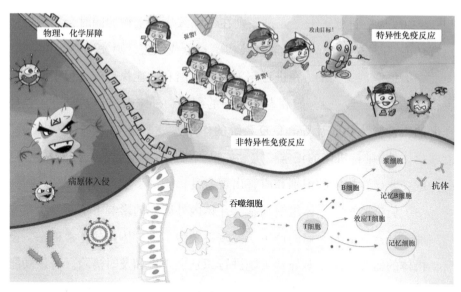

图 3　免疫系统的三道防线

（2）适应性免疫。适应性免疫又称为特异性免疫，是免疫系统的第三道防线。适应性免疫的主要执行单位是多种免疫器官（如骨髓、胸腺、淋巴结等）和免疫细胞（T 细胞、B 细胞、吞噬细胞等）。吞噬细胞摄取和处理病原体的同时，会暴露出其表面特有的抗原，并将这种抗原呈递给 T 细胞，启动适应性免疫（特异性免疫反应）。在淋巴结等免疫器官中，T 细胞接收到抗原的刺激会释放淋巴因子，同时将处理后的病原体呈递给 B 细胞，B 细胞在淋巴因子的作用下分化为浆细胞，产生抗体（初次免疫应答）。该抗体能够与处理后的病原体结合，形成沉淀并被吞噬细胞清除。如果机体轻微感染病毒，在免疫系统的维稳下便能得以修复。

B 细胞在受到病原体刺激并产生抗体的同时，还会增殖分化为具有记忆功能的记忆 B 细胞。记忆 B 细胞的优势在于，它对抗原具有特异性的识别能力。当同种病原体（如天花病毒等）二次感染机体时，就可以被记忆 B 细胞识别。记忆 B 细胞可以直接快速增殖、分化产生浆细胞，并产生相应抗体。该过程比初次免疫应答启动更快、效果更好，从而实现二次感染的预防作用。

固有免疫因为其非特异性的特点，能够无差别阻挡入侵的细菌、真菌、病毒等。该过程的非特异性免疫作为入侵过程的前段，是特异性免疫的基础。适应性免疫是后天获得的，属于接种疫苗或在病原体感染后获得的针对某种特定疾病的免疫力。在人体内，固有免疫和适应性免疫相辅相成，共同构成了抵御病原体入侵的防线，实现了机体有效的抗感染免疫防护。

疾病的预防——疫苗

疫苗是将微生物（如细菌、病毒等病原体）及其代谢产物经过人工减毒、灭活或利用转基因等方法制成的无毒或低毒性状态下的免疫制剂，它是利用机体免疫系统实现疾病预防的经典应用之一。疫苗保留了病原体刺激机体免疫系统的特性，可以用于激发机体免疫系统的应答。疫苗的工作原理如图 4 所示。当机体初次接触到这种可控的、轻微程度的病原体入侵时，免疫系统会发生初次应答，产生效应 T 细胞、浆细胞、记忆 B 细胞和记忆 T 细胞。由于疫苗中带有的病原体的毒性较浅，能够在这一阶段中被免疫系统成功清除。免疫过程结束后，多数效应 T 细胞和浆细胞死亡。而记忆 B 细胞和记忆 T 细胞寿命较长，并且具有迅速增殖分化为浆细胞的能力。当类似的病原体再次入侵时，免疫系统通过识别病原体的特征，可以快速应答产生大量特异性抗体和免疫效应细胞，使机体免受病原体的侵袭。换句话说，疫苗的基本思路即"以毒攻毒"，使人体在不发病的情况下，获得免疫效果。

基于疫苗的工作原理，科学家们研发了以下多种应用于临床上的疫苗[3-4]。

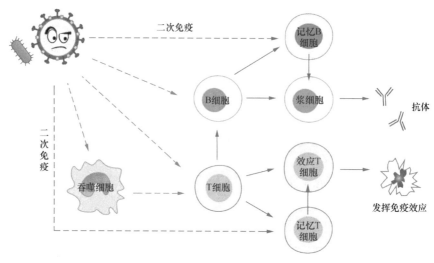

图 4　疫苗的工作原理

（1）减毒活疫苗。减毒活疫苗从字面意义上说就是被削弱的活病毒，它是最接近于病原体感染的疫苗，所以具有较强的免疫原性和极好的效力。常见的减毒活疫苗有麻疹减毒活疫苗、甲型肝炎减毒活疫苗、腮腺炎减毒活疫苗等。这种疫苗产生的机体保护作用通常可以持续很长时间。但是它具有弱毒性，机体免疫能力较差的人不适合接种该类疫苗。

（2）灭活疫苗。灭活疫苗使用的是经过灭活处理后的死病毒。相比于减毒活疫苗，它的安全性较好，但是免疫原性也变弱，通常需要多次注射维持免疫。需要注意的是，并不是所有灭活后的病毒都可以制成灭活疫苗。常见的灭活疫苗有百白破混合疫苗、流行性感冒疫苗等。

（3）类毒素疫苗。类毒素疫苗的来源多为细菌，通过削弱细菌体内产生的毒素可以获得免疫应答反应，通常用于预防由细菌感染引发的疾病。破伤风就是一种极为严重的细菌感染性疾病，死亡率极高，通过肌肉注射破伤风疫苗，可以提高机体免疫原性。

随着基因工程、分子微生物学等现代生物学科的发展，具有不同应用价值的新型疫苗也相继问世，如亚单位疫苗、重组疫苗、合成肽疫苗、基因工程载体疫苗、核酸疫苗和抗独特型抗体疫苗等 [5-8]。以亚单位疫苗为例，该疫苗保留了病原体中具有免疫活性的片段，仅通过少量抗原部位就能实现机体的免疫应答，因此亚单位疫苗能够很大限度地避免无关抗原引发的疫苗副作用，具有一定的安全性[9]。新型疫苗能够改善传统疫苗在使用中不可避免地存在的一些问题，一些经典技术无法开发的疫苗也在新型疫苗中找到了解决问题的途径。

疾病的治疗——免疫疗法

疫苗的使用使人类免于多种传染病的侵害，大大降低了如乙肝、小儿麻痹、流感等的发病率。在最初阶段，医学界普遍认为利用免疫系统只能预防疾病。伴随免疫学研究的逐渐深入，我们对免疫系统的认知也从疾病的预防向疾病治疗领域扩展。免疫疗法作为新的治疗方法可用于各种疾病，如肿瘤、风湿性关节炎、多发性硬化症等。与疫苗的作用机理不同，免疫疗法通过重启体内免疫系统对体内自身产生的危险发起攻击，其作用对象是曾经感染过或持续感染某种病原体微生物的机体。

1. 激活免疫系统治疗肿瘤

肿瘤的发生，来自于机体内免疫细胞对肿瘤细胞的识别和异常杀伤。正常情况下，免疫系统可以识别并清除肿瘤微环境中的肿瘤细胞。但由于各种致癌因素的影响，局部机体细胞在基因水平上发生突变，导致生长失控，发生癌变[10]。现代医学针对癌症已经开发出了放疗、化疗、肿瘤免疫疗法等多种解决办法。其中，肿瘤免疫疗法就是通过激活人体自身免疫系统，来有效识别并消灭癌细胞。

肿瘤疫苗是肿瘤免疫疗法的主要形式之一。肿瘤疫苗主要由肿瘤抗原与免疫佐剂组成。其中，肿瘤抗原可以引起免疫系统对肿瘤的特异性免疫反应，增强免疫细胞对肿瘤细胞特异性识别的能力。肿瘤疫苗主要包括树突状细胞疫苗、基因疫苗和多肽疫苗3大类[10]。在肿瘤疫苗的实际工作过程中，肿瘤抗原与佐剂同时注射到机体中，抗原负责特异性激活免疫系统，而佐剂负责调节免疫系统水平，使机体的免疫水平达到合适的状态。目前，针对肿瘤疫苗的研究已经逐渐进入到临床，如 HPV 宫颈癌疫苗、胰腺癌疫苗等。

　　除了肿瘤疫苗外，肿瘤免疫疗法还发展出了多种形式，如靶向抗体、过继 T 细胞疗法、免疫检查点阻断、免疫佐剂等。下面以免疫检查点阻断疗法（见图 5）为例，介绍肿瘤免疫疗法的机理。在免疫应答过程中，T 细胞的杀伤力很强。机体为了避免对正常细胞的误伤，T 细胞在被激活的同时会表达某些有"免疫检测点"功能的蛋白，正常细胞的表面具有与之匹配的蛋白以便于躲过 T 细胞的攻击。而肿瘤细胞为了生存和生长，常常会在其细胞表面发出和正常细胞类似的信号，从而使人体的免疫系统无法鉴别并正常杀伤肿瘤细胞，导致肿瘤细胞逃逸（免疫抑制状态）。为了解决肿瘤细胞逃逸的问题，现代医学研究通过免疫检查点阻断疗法，阻断检测到的癌细胞表面和其配型蛋白的连接（免疫检查点阻断），相当于切断了肿瘤细胞的逃逸机制，从而实现肿瘤的治疗[11-13]。"免疫检查点"概念的提出为肿瘤免疫疗法提供了新的方向，其发现者詹姆斯·艾利森教授和本庶佑教授因此获得了 2018 年的诺贝尔生理学或医学奖。

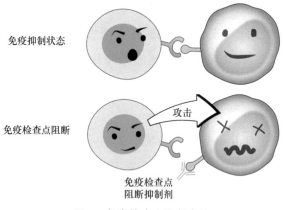

免疫抑制状态

免疫检查点阻断

攻击

免疫检查点
阻断抑制剂

图 5　免疫检查点阻断疗法

2. 通过平衡免疫反应改善类风湿关节炎

自身免疫性疾病的发生，是因为机体免疫系统攻击自身的组织和细胞，诱发炎症等人体不适反应，最终导致机体正常组织产生损伤。类风湿性关节炎就是一种常见的慢性自身免疫性疾病，其原因是免疫系统错误地将关节部位的细胞和组织识别为入侵者，从而激活多种免疫细胞（T细胞、B细胞等），刺激释放大量的炎症细胞因子，从而引发的关节炎症反应。由于机体产生过度免疫反应，发病患者四肢关节处会发生持续性滑膜炎，严重时甚至会出现关节僵硬、骨破坏和畸形。

类风湿关节炎的发病机制十分复杂，到目前还没有有效的药物可以用于治疗。目前，临床常用的类风湿关节炎的治疗手段有常规药物治疗、外科手术等，但是治疗缓慢，且药物治疗效果不明显[14]。为了寻求更好的治疗方案，生物制剂在类风湿性关节炎中实现了有效应用：通过其在关节或机体内炎症部位的识别和结合作用，能够中和或阻断体内过量的炎症细胞因子，从而有效降低炎症反应，缓解关节损伤[15-16]。目前，生物制剂的研究已经深入到靶向药物治疗、具有控制药物释放功能的生物材料研发以及基于细胞的新型治疗技术（如微针等的研发）。

3. 以新型冠状病毒感染为例，通过抑制过度免疫，保护人体器官

新型冠状病毒感染的爆发使全世界笼罩在一片黑暗之中。冠状病毒是一类高发性、致病性强的核糖核酸（RNA）病毒，能感染人及多种宿主动物，产生呼吸道、胃肠道及神经系统疾病。当这类病毒入侵机体时，为了抵御攻击，免疫系统往往会"火力全开"，不惜一切代价以恢复机体稳态：机体内会出现持续放大、过度活跃的免疫应答，导致炎症反应失控（免疫失衡），细胞因子分泌增加，造成"免疫风暴"。细胞因子会不断刺激并激活更多的免疫细胞，聚集到炎症部位，启动自杀式攻击，造成免疫系统对自身组织、成分的连带性伤害，致使人体器官衰竭、损伤，如图6所示。

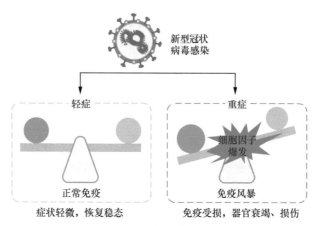

图 6　免疫失衡

　　因此，新型冠状病毒引发的机体"免疫风暴"是造成治疗困难的直接原因[17]。从免疫学角度看，免疫风暴是指免疫系统产生过多炎症信号引发的防卫过当的免疫反应。免疫系统在抵抗入侵病原体的时候往往会产生炎症反应，这是免疫过程中的免疫细胞和抗菌物质在感染位点作用而造成的。炎症反应作为免疫过程中的一部分，促炎反应与抗炎反应处于平衡状态，随着免疫过程结束，机体也会恢复稳态。但是当免疫风暴发生时，促炎反应过高会导致免疫系统处于失衡状态，机体无法调节自身免疫反应。这时往往需要外加药物来干预免疫系统，帮助其恢复到正常状态。

　　目前，针对新型冠状病毒感染的治疗仍主要依赖于常规剂量的免疫抑制药物或非特异性抗体来抑制患者的免疫功能，该类药物通过实现对机体全面免疫反应的抑制作用，用以达到抑制免疫风暴的目的。目前，世界卫生组织紧急批准上市了多款用于人群接种的新型冠状病毒疫苗。但是新型冠状病毒感染仍呈全球大流行的态势，一些国家和地区还出现新型冠状病毒的变异，未来疫苗的发展仍面临许多挑战。

结语

　　"物竞天择，适者生存。"在人类进化的过程中，为了抵御周遭威胁生命安全的细菌、病毒等，机体免疫系统构建了极为精密且复杂的防御体系。人体免疫系统共设置了三道防线，为我们阻挡或杀灭了绝大部分病原体，并形成了具有防御二次攻击的记忆免疫。基于此，科学家们充分利用免疫系统的作用机制，研发出了多种疫苗来抵御各种疾病，这对人类文明的延续以及社会公共事业的发展起到了十分重要的作用。除了疫苗之外，通过在机体内主动激活或者抑制机体免疫反应，也可以用于调控免疫系统以应对各种不同的疾病。随着免疫学以及现代分子生物学领域的发展，有关免疫疗法的多种新型治疗手段也在不断地探索中。面对不断变异的病原体，科研工作者可以充分总结经验开拓创新，帮助免疫系统共同抵御复杂多变环境下的压力，为人类医学事业的发展做出贡献。

参考文献

[1]　FINE P. Science and society: vaccines and public health[J].Public Health, 2014, 128(8): 686-692.

[2]　叶敏.免疫系统的自身识别(文献综述)[J].上海免疫学杂志, 1986 (4): 54-58, 65.

[3]　ARMANDO, TEJEDA-MANSIR, AURORA, et al.Plasmid-DNA lipid and polymeric nanovaccines: a new strategic in vaccines development[J].Biotechnology & genetic engineering reviews, 2018: 1-23.

[4]　PEREIRA V B, ZURITA-TURK M, SARAIVA T, et al.DNA Vaccines Approach: From Concepts to Applications[J].World Journal of Vaccines, 2014, 4 (2): 50-71.

[5]　BRITO L A, MALYALA P, O' HAGAN D T. Vaccine adjuvant formulations: a pharmaceutical perspective[J].Seminars in Immunology, 2013, 25 (2): 130-145.

[6]　GEORGETTA CANNON D W.RNA based vaccines[J].Dna & Cell

Biology, 2002, 21(12): 953-961.

[7]　孟庆峰, 徐展, 王伟利.活载体疫苗的研究进展[J].黑龙江畜牧兽医, 2013(10): 28-31.

[8]　GHANEM A, HEALEY R, ADLY F G. Current trends in separation of plasmid DNA vaccines: a review[J].Analytica Chimica Acta, 2013(760): 1-15.

[9]　曹倩倩, 祝秉东, 牛红霞.结核病重组蛋白亚单位疫苗研究进展[J]. 中国防痨杂志, 2021, 43(9): 970-974.

[10]　EIKAWA S, UDONO H. Metabolic competition in tumor microenvironment[J].Gan to Kagaku Ryoho. Cancer & Chemotherapy, 2017, 44(11): 972-976.

[11]　WANG Z, WU Z, LIU Y, et al. New development in CAR-T cell therapy[J].Journal of Hematology & Oncology, 2017, 10(1). DOI: 10.1186/s13045-017-0423-1.

[12]　FREYER C W, PORTER D L. Cytokine release syndrome and neurotoxicity following CAR T-cell therapy for hematologic malignancies[J].Journal of Allergy and Clinical Immunology, 2020, 146(5): 940-948.

[13]　MA L, DICHWALKAR T, CHANG J Y H, et al. Enhanced CAR-T cell activity against solid tumors by vaccine boosting through the chimeric receptor[J].Science, 2019, 365(6449): 162-168.

[14]　Ferreira J F, Mohamed A A, Emery P. Glucocorticoids and rheumatoid arthritis[J].Rheumatic Diseases Clinics of North America, 2016, 42(1): 33-46.

[15]　VAN DER HEIJDE D, TANAKA Y, FLEISCHMANN R, et al. Tofacitinib (CP-690,550) in patients with rheumatoid arthritis receiving methotrexate: twelve-month data from a twenty-four-month

phase III randomized radiographic study[J].Arthritis & Rheumatism, 2013, 65(3): 559-570.

[16]　孙兰兰, 易剑峰, 孙刚.生物制剂在类风湿关节炎中的应用[J].宜春学院学报, 2017, 39(3): 56-61.

[17]　XU Z, SHI L, WANG Y, et al. Pathological findings of COVID-19 associated with acute respiratory distress syndrome[J].The Lancet Respiratory Medicine,2020, 8(4). DOI: 10.1016/S2213-2600(20)30076-X.

魏嫣然，北京航空航天大学机械工程及自动化学院研究生。主要研究方向：基于先进微纳加工技术改善自身免疫疾病的免疫疗法研究；基于三维皮肤类器官的药物筛选平台设计。

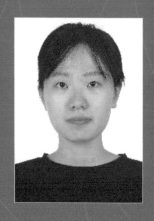

张佩佩，北京航空航天大学机械工程及自动化学院"卓越百人计划"副教授，博士生导师。博士毕业于美国佛罗里达州立大学，先后于美国伍斯特理工学院、马里兰大学帕克分校从事博士后研究工作。主要研究方向集中于新型生物材料疫苗制剂开发、微球缓释给药、新型微球制剂开发等生物医学工程交叉领域。在 *ACS Nano*、*Small*、*Advanced Healthcare Materials* 等国际知名期刊上发表论文 40 余篇。

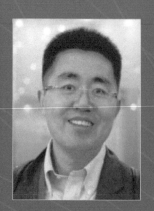

新型冠状病毒感染重症患者的"救命神器"
——ECMO

北京航空航天大学生物与医学工程学院、北京市生物医学工程高精尖创新中心、生物力学与生物学教育部重点实验室

陈增胜

在新型冠状病毒感染疫情暴发期间，多家医院通过使用体外膜肺氧合（extracorporeal membrane oxygenation，ECMO）救治重症患者，显著降低了死亡率，因此 ECMO 也被媒体称为"重症患者生命的最后一道防线"。本来只是在重症救治时或心肺移植病房里才出现的 ECMO 突然被多家媒体争相报道，成为媒体关注的焦点，这无疑暴露了我国 ECMO 研发基础薄弱、无国产 ECMO 的问题。那什么是 ECMO？它有哪些核心部件和关键功能？它的临床并发症是什么呢？

什么是 ECMO

ECMO 也叫人工心肺，是一种高端医疗设备，可替代人体心脏和肺的功能，辅助人体快速建立全身的血液循环和气血交换，为急性或重症心肺衰竭抢救赢得宝贵的时间，也可为心肺重症衰竭需等待器官移植患者提供过渡治疗支持[1]。在"非典""甲流"及"新型冠状病毒感染"等传染病引起心肺衰竭的重症救治中，在药物、吸氧、呼吸机等常规治疗无效的情况下，ECMO 发挥了十分关键的作用，如图 1 所示。

ECMO 是由心肺转流（cardiopulmonary bypass，CPB）系统发展而来的。心脏及肺是人体非常重要的器官，一刻都不能停止工作。当患者需要进行心肺相关手术，不得不让心脏或肺停止工作时，就要建立一个体外 CPB 系统来替代心肺功能，这也是 ECMO 系统的早期雏形。由于 CPB 系统在临床运用中存在缺陷和不足（如支持时间短、血液损伤大、连接管路长期被挤压导致碎裂等问题），外科医生和工程师们对其进行了持续优化和改进，并在 1970 年发明了可长时间使用的膜式氧合器（人工肺）。随着膜式氧合器的出现，CPB 也逐渐转

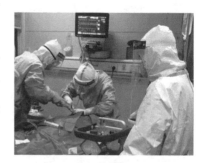

图 1　新型冠状病毒感染疫情期间，ECMO 救治重症患者

变为 ECMO[2]。1975 年，美国密歇根大学医学院的 Bartlett 教授首次运用 ECMO 替代心肺功能救治了一位持续性肺动脉高压的新生儿患者，随后在 1980 年，Bartlett 教授 [3] 领导并建立了世界上第一个 ECMO 中心。随着技术的发展，ECMO 系统的应用范围和临床用量也逐渐增加，到 2019 年，全世界共有 430 家医院在国际体外生命支持组织（ELSO）注册登记，全世界使用 ECMO 救治的病例达到了 13 000 例左右 [4]。

ECMO 系统的组成及工作原理

ECMO 系统主要由血泵（人工心脏）、膜式氧合器（人工肺）、插管及连接管路等组成，如图 2 所示。血泵工作时将人体的静脉血抽出，通过连接管路输送到膜式氧合器中进行血氧交换和二氧化碳清除，静脉血变成动脉血，之后再输送回人体。这其中血泵代替了心脏的功能，辅助人体及 ECMO 系统血液循环，而膜式氧合器则代替了肺的功能，辅助人体进行气血交换——血氧交换及二氧化碳清除 [1,5-7]。

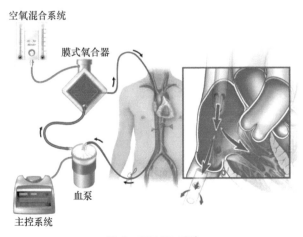

空氧混合系统
膜式氧合器
血泵
主控系统

图 2 ECMO 系统

目前，临床用的 ECMO 系统十分庞大，由十多个部件和模块通过复杂管路连接而成，如图 3 所示 [8]。除血泵、膜式氧合器之外，ECMO 系统还包括主控系统、监测系统、管路系统、空氧混合系统、变温系统、血栓/气泡过滤系统以及采样接口等多个组件。系统集成度极高，需要部件间高度协同、联合工作，任何一个细节出现问题都会引发"蝴蝶效应"，造成医疗事故。ECMO系统组件多，每增加一个组件，就会增加系统的不稳定性和技术的实现难度，因此ECMO系统的研发难度相当大，这其中涉及医学、血流动力学、物质传输、生物材料、机械加工、传感芯片、机电控制等多个学科的知识，需要它们彼此之间深度融合，是一个典型的医工交叉产品。目前，国际上具备ECMO系统整机研发能力的厂商主要有德国的迈柯唯（Maquet）、美国的美敦力（Medtronic）、意大利的索林（Sorin）、德国的米道斯（Medos）和日本的泰尔茂（Terumo），而我国目前在ECMO系统研发方面基础薄弱，临床所用均为进口产品、数量稀缺（中国目前约有400台ECMO装置）、价格昂贵，远不能满足新型冠状病毒感染疫情中危重症患者的救治需求。

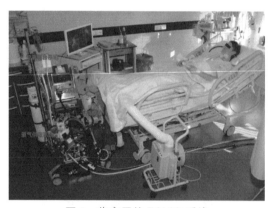

图3　临床用的ECMO系统

ECMO系统的核心部件——血泵、膜式氧合器和插管

为什么ECMO系统的研发难度这么大？下面以ECMO系统的核心部

件——血泵、膜式氧合器和插管为例进行说明。

1. 血泵

（1）血泵的功能及工作原理。血泵的主要功能就是辅助患者及整个ECMO 系统血液循环，起到与心脏一样的作用，所以被称作"人工心脏"。

第一代血泵是滚轴泵（roller pump），如图 4 所示，通过滚动转轴不断挤压转轴和外壳之间的管路，推动管路内的血液循环[9-10]。这个滚轴泵具有研制难度低、造价便宜的优点，当然也有缺陷，比如整台机器庞大笨重、移动困难；一次只能支持 6 h 左右，无法长时间使用；因管路被长期挤压，会导致塑料颗粒脱落、管路破裂的问题；会产生很高的正压力和引发严重的血液损伤等问题。为了解决以上问题，人们在滚轴泵的基础上研制出了第二代血泵——离心泵（见图 5）。目前 ECMO 系统中的血泵通常为离心泵，泵头内部有一个转子，转子上有叶片，当转子高速旋转时，会在泵头入口处形成负压，将血液吸入泵内，之后再从泵头出口处以离心的方式将血液"甩"出去，血液通过血泵获得动能之后，可克服整个ECMO 系统管路的压力阻碍，通过膜式氧合器回到人体。从工作原理看，离心泵的工作原理与工业用离心泵有点类似，只不过作为与血液接触的血泵，设计时除了考虑水利性能外，更需要考虑血液相容性[11]。

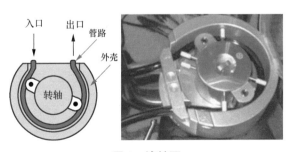

图 4 滚轴泵

新型冠状病毒感染重症患者的「救命神器」——ECMO

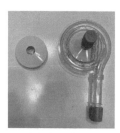
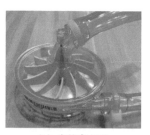

(a) 迈柯唯离心泵　　　　　　　(b) 索林离心泵

图 5　离心泵

（2）血泵与血液损伤。血泵在临床运用中的一个重要问题就是血液损伤。血泵内部转子高速旋转时可促进血液循环，同时也会带来一个负面效应，那就是造成血液成分的损害。转子叶片在高速旋转时会在转子叶片表面及附近流场产生较高的非生理高剪切力，这种高剪切力远超人体的正常生理剪切力，会产生严重的血液损伤[12-14]。这个原因其实很好理解，如果我们把血泵比作一个榨汁机，血泵转子就相当于榨汁机里面的旋转刀片，当我们把水果放进榨汁机、转动刀片的时候，水果就会被打碎，产生果汁。同理，当血泵转子转动的时候（转速通常为 3 000 r/min），转子叶片就像刀片一样会破坏血液中的组成成分，如血细胞（红细胞、血小板、白细胞等）和血液蛋白（血管性血友病凝血因子、白蛋白和纤维蛋白等）等，引起血液损伤。这种血液损伤一旦比较严重，就会引起相应的并发症。例如，红细胞损伤会导致血红蛋白释放引起溶血（见图 6 和图 7），血小板过渡激活会导致血栓，高分子凝血因子损伤会引起凝血系统失调导致出血[15-19]。

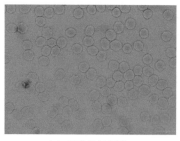
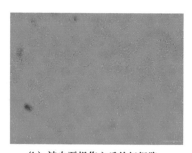

(a) 正常的红细胞　　　　　　　(b) 被血泵损伤之后的红细胞

图 6　损伤前后的红细胞对比

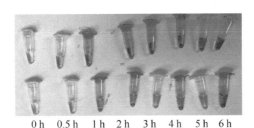

0h 0.5h 1h 2h 3h 4h 5h 6h

图 7　ECMO 系统的血泵引起溶血导致血红蛋白释放

（3）血泵研制的关键问题。ECMO 系统的血泵研制既需要考虑血液损伤问题，还需要考虑泵头外壳内部流场及轴承优化问题。如果血泵内部流场存在流动死区，则会导致血液在血泵内长期滞留，增加泵内血栓风险；如果轴承处血流冲刷不充分，摩擦热量不能被充分带走，则容易引起血小板激活导致细胞黏附，从而引发血栓。此外，血泵驱动控制系统的稳定性也是血泵研究里面的重要问题，因为需要使用 ECMO 急救的患者往往是心肺功能严重衰竭的危重症患者，ECMO 系统的血泵不能突然停转，也不能出现转速突然变化导致输出流量和压力突然改变的问题，这些问题一旦出现，就有可能引发严重的医疗事故。因此，ECMO 系统中血泵驱动控制系统的安全可靠性也十分重要。

2. 膜式氧合器

（1）膜式氧合器的功能及工作原理。ECMO 系统中的膜式氧合器也被称作人工肺，主要功能是辅助肺功能衰竭、无法进行气血交换的患者进行血氧交换及二氧化碳清除。膜式氧合器中的关键材料是中空纤维膜丝，中空纤维膜丝的外径通常为 400 μm 左右，中心孔径通常为 200 μm 左右，壁面有孔径小于 0.1 μm 的小孔，能让氧气和二氧化碳等气体分子通过，而血浆中的水则因为张力作用不能通过[20]。如图 8 所示，中空纤维膜丝按一定的方式交错排列。工作时，血液通过入口进入膜式氧合器，中空纤维膜丝浸泡在血液中，血液与中空纤维膜丝外表面接触，高浓度的氧气通过膜式氧合器的气体腔室进入中空纤维膜丝的内部中心孔里，与膜丝内表面接触。由于中空纤维膜丝内外存在氧气和二氧化碳浓度差，静脉血液里面的氧气浓度相对中空纤维膜丝内部氧气浓度低，而二氧化碳的浓度相对高，所以中空纤维膜丝内部的氧气分子通过中空纤维膜丝壁往血液里面扩散，而血液里面的二氧化碳则往中空纤维膜丝里面扩散（见图

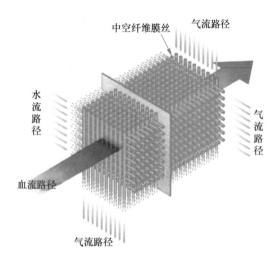

图 8　迈柯唯膜式氧合器中中空纤维膜丝的排列方式

9），这样就实现了静脉血的血氧交换及二氧化碳清除，静脉血变成了动脉血，实现了肺的功能[21-22]。

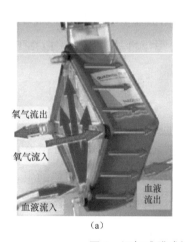

（a）

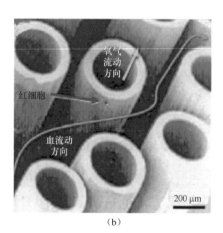

200 μm

（b）

图 9　迈柯唯膜式氧合器内部的中空纤维膜丝

从工作原理来看，膜式氧合器内部中空纤维膜丝的气血交换过程与人体肺泡有点类似。人体肺泡相当于中空纤维膜丝，而肺泡表面的毛细血管相当于膜式氧合器内部的流场，当人体吸入空气、肺泡扩张时，肺泡内的氧气分压（约 100 mmHg）高于肺泡表面毛细血管内静脉血的氧气

分压（约 40 mmHg），而二氧化碳分压（约 40 mmHg）则低于静脉血的二氧化碳分压（约 46 mmHg），因此肺泡中的氧气往血液里面扩散，而静脉血中的二氧化碳往肺泡内部扩散，之后随着呼气排出人体。这里我们做一个比较（见表 1），膜式氧合器中的中空纤维膜丝的所有表面积（血氧交换面积）加起来一般为 2 m²，最大的也就是 4 m²，而我们人体的肺泡直径大约为 200 μm，肺泡总共有 7 亿多个，泡肺总表面积（血氧交换面积）大约为 100 m²。中空纤维膜丝膜厚大约为 150 μm，而肺泡的膜厚大约为 0.5 μm，所以人体正常肺的血氧交换效率（2 000 ml/min）远高于膜式氧合器的血氧交换效率（400 ml/min），因此人体正常肺能用空气（含 21% 的氧气）来进行满足生理需求的血氧交换，而人工肺则需要用高浓度氧气或纯氧来进行血氧交换[23-24]。

表 1　人体正常肺和人工肺比较

	人体正常肺	人工肺
最大血氧交换效率	2 000 ml/min	400 ml/min
血氧交换面积	100 m²	0.5 ～ 4 m²
膜的厚度	0.5 μm	150 μm
氧气利用	空气（含 21% 的氧气）	纯氧或高浓度氧气

　　或许有人会问，既然膜式氧合器中进行气血交换的中空纤维膜丝面积这么小，那能不能通过增加中空纤维膜丝的面积来提高血氧交换量？这种做法是行不通的。原因主要有两点：一是中空纤维膜丝要与血液接触，如果采用大量中空纤维膜丝，血液与中空纤维膜丝的接触面积会非常大，中空纤维膜丝对于人体来说毕竟是异物，与血液大面积接触会带来很多不利因素，如影响凝血系统、影响免疫系统、引发相关并发症；二是人体总的血量在 5 L 左右，在进行 ECMO 体外辅助支持循环时，人体的血液会在 ECMO系统及体内同时循环，在体外循环的这部分血是暂时离开人体的，而满足人体所有器官氧气及其他营养物质运输所需的血量是一定的，大量的血液离开人体会非常危险。同时，如果膜式氧合器的中空纤维膜丝面积做得很大，

会导致膜式氧合器整个体积很大，则血液的预充量就相应地非常大，会引起整个 ECMO 系统的循环回路中血量增加，导致血液稀释严重，人体"失血"过多，这对患者治疗也非常不利。因此，在现在的膜式氧合器设计中，都是以最小的中空纤维膜丝面积达到最大的气血交换效率作为一个最优目标，也就是设计一个能满足患者气血交换需求的最小尺寸膜式氧合器。同时，如果膜式氧合器的尺寸缩小了，还可实现 ECMO 系统的便携式穿戴使用。

（2）膜式氧合器研制的关键问题。在膜式氧合器的研制过程中，实现用最小的中空纤维膜丝面积达到膜式氧合器最大的气血交换效率是非常关键的问题，这其中涉及两方面：一是中空纤维膜丝性能提升，二是整个膜式氧合器内部的血流路径和气流路径优化改进。在中空纤维膜丝性能提升方面，研制壁薄、高气体通量的中空纤维膜丝，使同样表面积的膜丝具有较高的氧气和二氧化碳的气体交换量，这方面提升需要依赖分离膜制备技术及工艺改进。在血流路径和气流路径优化改进方面，要使膜式氧合器内部的血液流场和压力场均匀变化、无流动死区，增加血流与中空纤维膜丝的接触面积，让血流以最优角度与中空纤维膜丝（见图 10）接触，加大血液流过膜丝的流速，让气血交换之后的血红蛋白迅速离开膜丝，为新的需要交换的血红蛋白留出位置，从而提升气血交换效率。这方面的改进需要对膜式氧合器整体构型进行血流动力学及物质传输数值的迭代反馈优化。

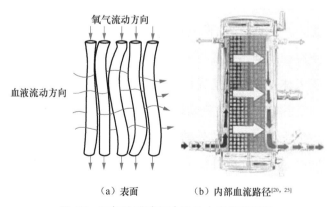

（a）表面　　　　（b）内部血流路径[20, 25]

图 10　迈柯唯膜式氧合器的中空纤维膜丝

此外，早期的膜式氧合器在临床使用中还存在两个问题：一是血浆渗漏问题［见图 11（a）］；二是血栓问题。血浆渗漏问题是因为早期用作气血交换的中空纤维膜丝多是聚丙烯（Polypropylene，PP）膜丝导致的，用这种膜丝制作的膜式氧合器，在临床使用 2 ～ 3 天之后，由于膜丝长期浸泡在血液中，在流场压力的作用下，会出现血浆往膜丝内部孔径渗入的问题，最后不得不更换膜式氧合器，大大缩短了膜式氧合器的使用寿命[25]。为了解决血浆渗漏问题，人们在 PP 膜丝的基础上发展出了聚甲基戊烯（Polymethylpentene，PMP）中空纤维膜丝。PMP 中空纤维膜丝的设计比较巧妙，其在整个膜丝结构外表面加了一层很薄的致密外皮层［见图 11（b）］，此外皮层比较薄，氧气和二氧化碳分子可以通过，而水分子则不能通过，即使膜丝长时间浸泡在血液中也不会发生血浆渗漏现象[26]。PMP 中空纤维膜丝的出现解决了膜式氧合器的血浆渗漏问题，延长了使用时间。目前临床 ECMO 系统中的膜式氧合器基本都能使用超过两周时间，有的甚至可使用长达两三个月。对于膜式氧合器临床使用中发生的血栓问题，一般可通过两种方法来解决：一是在中空纤维膜丝上镀抗血栓涂层；二是通过血流动力学优化减少流动死区。对于抗血栓涂层，有的采用肝素和白蛋白混合涂层，如德国迈柯唯膜式氧合器的 Bioline 涂层，有的采用的两性离子聚合物涂层，等等。中空纤维膜丝镀上涂层之后，可以抵抗凝血相关细胞（如血小板）和蛋白（如纤维蛋白原）的吸附，一方面可抑制血栓生成，另一方面可以防止因细胞和蛋白吸附导致膜丝气血交换效率下降，从而延长膜式氧合器的使用时间。通过血流动力学优化的方法，可改善膜式氧合器的内部流场，使膜式氧合器内部的流场和压力场均匀，减少或消除流动死区，降低血流通过膜式氧合器的阻力，从而降低血栓的发生概率。通过以上两种方法可以全面改善膜式氧合器的血液相容性，减少并发症的发生，提升其功效，延长其临床支持时间。

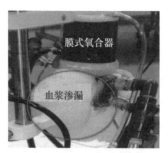

（a）膜式氧合器发生血浆渗漏问题

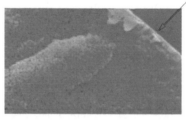

（b）能抵抗血浆渗漏的PMP中空纤维膜丝致密外皮层[26-27]

图 11　膜式氧合器发生血浆渗漏问题及其解决方法

3. 插管

（1）插管简介及临床支持模式。插管是 ECMO 系统连接人体的关键通路。ECMO 系统通常包含两根插管（见图 12）：一根插管将人体的静脉血从静脉血管中导引出来，另一根插管将经过 ECMO 氧合之后的动脉血引导回人体的动脉或静脉血管。当然，插管的具体连接位置与患者的病情息息相关，目前一般可分为静脉到静脉（veno-venous，VV）、静脉到动脉（veno-arterial，VA），以及 VV 加 VA 的组合方式。VV ECMO 一般是对肺衰竭的患者进行支持，VA ECMO 一般是对心脏衰竭或心肺均衰竭的患者进行支持，而在实际临床救治中，根据患者病情的不同，有可能需要采用 VV 加 VA 的组合方式进行治疗。对于 VV ECMO，通常将腔静脉血从股静脉中引出，氧合之后的动脉血再通过颈静脉回到右心房。对于 VA ECMO，通常将腔静脉血从股静脉中引出，氧合之后的动脉血回到股动脉或腋动脉或主动脉弓[28-29]。

（2）插管研制的关键问题。插管的结构不复杂，但在研制时有诸多问题需要考虑：① 插管内径问题；② 插管末端开口小孔设计问题；③ 单腔变双腔插管优化问题；④ 下肢插管堵塞动脉血管，导致小腿和足部远肢端供血不足问题；⑤ 插管内外表面抗血栓涂层问题。

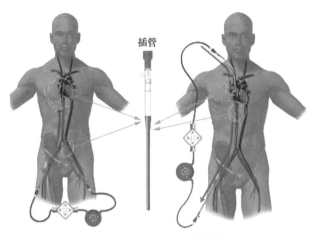

插管

图 12　ECMO 系统插管

插管内径大小直接影响血流流过时的阻力，如插管内径很小，则会使得血流流过时的阻力增大，同样流量的情况下，会增加血液损伤。而如果插管内径很大，则会导致插管变粗，致使插入血管比较困难，甚至无法进入一些小的血管。因此，设计插管时，需要就插管内径、流过的阻力以及血管内径做一个优化匹配设计，为不同尺寸的血管设计管径最优、阻力最小的插管。

静脉插管通常会在侧壁上设计小孔（见图 13），以增加 ECMO 系统的静脉血液吸入量。而这些小孔也带来了插管内部流动紊乱，以及血液高速通过小孔的血液损伤问题。如何设计插管端部壁面的小孔，探索小孔的数量、内径、形状、位置与插管内径及长度的关系，并进行优化改进是插管设计的重要问题。

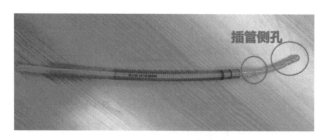

图 13　ECMO 系统的插管侧孔

　　ECMO 系统通常包含引出静脉血和送回动脉血两个插管，在手术中通常要做两次插管，为简化手术难度，人们发明了双腔插管（见图 14），也就是同一根插管里有两个腔室，可同时通过静脉血和动脉血，这样在手术中就只用做一次插管，可以减小手术复杂度，减轻患者的痛苦[30]。对于儿童患者，由于腿部的动静脉血管都比较细，很难做插管，所以通常采用颈静脉插管，此时双腔插管就发挥了关键的作用。

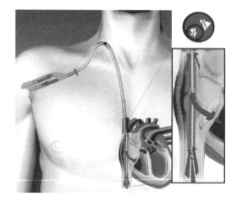

图 14　双腔插管

　　下肢插管堵塞动脉血管、导致小腿和足部的远肢端供血不足也是 ECMO 临床运用中经常发生的问题。如图 15 所示，临床上做 VA ECMO 下肢插管时，为了保证足够的回血流量和较低的压力降及阻力，导引氧合后动脉血管回人体的插管通常内径比较大，大于人体的股动脉血管，插管插入血管后，血只能往腹主动脉一侧输送，而小腿和足部则会因插管堵塞而供血不足[31]。目前临床通常的做法就是在原来插管的基础上做一个侧肢端供血灌注插管，这虽然解决了下肢插管的供血问题，但同时也增加了手术的复杂度以及患者的创伤。因此，有必要对现有插管进行改进，让回输血液插管能实现双向供血——既能往腹主动脉供血，也能往下肢动脉供血，从而减小手术复杂度。

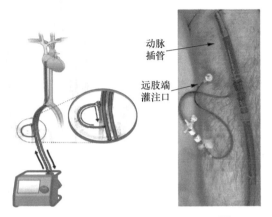

新型冠状病毒感染重症患者的「救命神器」—— ECMO

动脉
插管

远肢端
灌注口

图 15　下肢插管和远肢端灌注插管[31]

　　插管及连接管路表面抗凝也是 ECMO 系统研制的关键点。插管或连接管处如有血栓生成，将会造成管路堵塞，严重影响血液通过，增加血液流过的阻力，因此人们会在插管内外表面用肝素进行抗凝，增加插管和连接管路的血液相容性，防止生成血栓堵塞插管或者带来其他不利影响。

ECMO 系统的临床并发症

　　虽然 ECMO 系统已经被广泛用于临床心肺衰竭重症患者的治疗，并成功救治了无数患者，但 ECMO 系统在临床运用中仍然存在着非常多的临床并发症，如血栓和出血等，这些并发症影响患者的康复，也增加了医生的救治难度。由于并发症的存在，在患者进行体外 ECMO 支持时，需要医护人员随时关注患者的生理状态，并进行采样分析，监测血流动力学指标、血气指标，了解患者的凝血系统和免疫系统情况，以便在并发症发生时及时正确应对，防止病情恶化。目前这些指标相关监测都是通过人工采样进行的，增加了 ECMO 系统的使用难度及患者管理难度。

1. ECMO 系统血栓并发症

ECMO 系统血栓并发症包含患者体内血栓和 ECMO 系统装置内血栓。ECMO 系统装置内血栓通常是指发生在 ECMO 血液流路内与血液接触地方产生的血栓，如血泵、膜式氧合器内部血栓（见图 16）。导致 ECMO 系统血栓发生的因素主要有以下几方面。

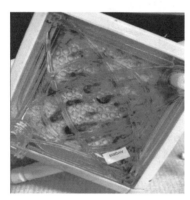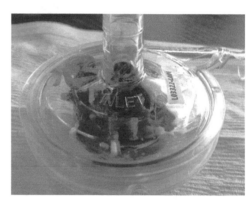

(a) 膜式氧合器内部血栓生成　　　　　　(b) 血泵内部血栓生成

图 16　ECMO 系统装置内血栓[32-33]

（1）较大的异物（非人体内组织）表面接触血液：当 ECMO 系统进行临床辅助时，人体的血液将会与大面积的异物接触。这些异物表面包含了血管插管内表面、连接管路内表面、血泵泵头内表面和膜式氧合器中几万根中空纤维膜丝的外表面，这些表面有较大概率会导致凝血系统被激活。尤其是当血液通过中空纤维膜丝时，因膜丝间距较小，血液细胞（红细胞等）也会因为反复受到挤压而破裂，导致细胞损伤，释放凝血因子。同时，由于血液经过中空纤维膜丝阻力较大，流速较慢，会增加纤维蛋白原、血小板等凝血因子在上面的黏附概率，从而导致血栓发生。

（2）ECMO 系统产生的高剪切力引起凝血系统被激活：ECMO 系统的高剪切力包含血泵转子产生的高剪切力和插管处的高剪切力。

ECMO 系统中的血泵在工作时，由于转子转速较高，在其叶片表面会产生较高的非生理高剪切力。如前所述，这个剪切力会引起血液损伤。

已经有很多研究证明，ECMO系统血泵输出的高剪切力会引起血小板激活，释放促凝血微粒，增加血小板在纤维蛋白原上的黏附，加大血栓发生概率。同时，红细胞损伤会引起血红蛋白、三磷酸腺苷（ADP）和凝血酶（Thrombin）释放，这些因子也会引起血小板的激活，增加血栓发生概率。

另外，血液快速通过尺寸较小的插管小孔时，因为存在很大的阻力，故也会产生较高的剪切力，这种剪切力同样会导致红细胞损伤、血小板激活等，存在引发血栓发生的可能性。

（3）ECMO系统循环血液流路中的流动死区引发血栓：凝血因子、血小板、纤维蛋白原在流动死区的长期滞留，会增加血栓发生概率。在ECMO系统中，管路可能会因为连接处的不平整产生台阶流，出现流动死区；血泵泵头转子、叶片、轴承及外壳附近因为流场不稳定，流体无法及时排出，产生流动死区；膜式氧合器内部，由于其流路复杂，流动缓慢，很容易因流场设计不好而导致流动死区存在，引起血液蛋白和细胞吸附。膜式氧合器内部，作为血液接触的异物，中空纤维膜丝面积大，如果还存在较大的流动死区，在使用过程中，很容易导致血栓发生，影响膜式氧合器的功能。

2. ECMO出血并发症

ECMO出血并发症通常是指ECMO系统辅助的患者发生胃肠道出血、颅内出血等相关症状，是ECMO系统辅助的患者高发的并发症。导致ECMO系统辅助的患者出血的原因有很多，过度抗凝、凝血因子损伤以及材料表面接触是其中的几个关键因素。对于用ECMO系统支持的患者，为了防止血栓发生，通常会使用肝素、法华林等作为抗凝剂。这些抗凝剂的使用，加上膜式氧合器中空纤维膜丝以及连接管路表面的抗凝剂，可能会引起ECMO系统支持的患者处于过抗凝状态，引发出血。临床上如果发现出血，一般都会降低抗凝剂量或者停止使用抗凝剂一段时间以抑制出血。ECMO系统血泵产生的高剪切力会损伤凝血重要因子VWF，引起VWF脱落，导致止血功能失调，引发出血。此外，这种高剪切力也会导致血小板表面的重要凝血受体（如血小板膜糖蛋白 GPIbα 和 GPVI）脱落，影响血小板的聚集功能，导致血小板在 VWF 和胶原蛋白上黏附减少，破坏血小板的凝血功能，导致出血[15,17,19]。当然，ECMO 系统中血液与大面积的异物表面接触，也会引发血小板大量吸附，导致血小板数量急剧减少，增加出血概率。除了血栓和出血并发症之外，ECMO 装置还会对患者的免疫系统产生影响，其高剪切力会损伤或激活白细胞，影响白细胞的功能，导致炎症因子释放、功能紊乱，引起免疫系统失调，引发相关的炎症。

虽然 ECMO 系统在临床应用中依然存在很多并发症，且这些并发症目前还没有很好的解决办法，但都不影响 ECMO 系统在临床中的重要意义，因为对于心肺衰竭危重症患者，气血交换及血液循环一刻也不能停止，只有使用 ECMO 先将患者抢救过来，才能在后面进行进一步的治疗。

结语

通过总结前述分析可以看出，目前的 ECMO 系统还有较大的改进和提升空间。未来的 ECMO 系统的研发设计一定是在满足其心肺功能支持的同时，进一步优化其血液相容性，同时兼顾医生使用的便利性以及患者使用的便携性。总结来看，可以从以下几方面进行改进。

（1）提高 ECMO 系统的集成度、便携使用性。目前 ECMO 系统的组成部件庞大，集成度不高，患者使用期间只能卧床。对于很多依靠 ECMO 系统辅助的患者，其 ECMO 系统支持的时间从几天到几周，甚至几个月，长期卧床不动，会增加血栓、感染等风险，不利于患者康复。同时，很多部件笨重、移动困难，使目前转运依靠 ECMO 系统支持的患者时非常困难，会耗费大量的人力和物力。未来的 ECMO 系统的研发，可考虑通过高度集成优化设计，增强其移动的便携性，甚至让患者可穿戴使用。同时，这种便携使用的 ECMO 在战场、野外以及灾害急救时也能发挥关键作用。

（2）研制内置传感器对血流动力学指标和血气指标等多指标进行实时监测。目前 ECMO 系统的监测部件众多，都是分离式的，如流量测量、压力测量、血气测量等都是分开的，尤其是血气测量，还需要医护人员在固定时间进行抽血采样分析，监护工作非常繁杂。未来的 ECMO 系统需要考虑研制内置传感器对血流动力学指标（流量和压力）和血气指标（氧气和二氧化碳饱和度、分压、pH 值、离子浓度）进行实时监测，并能将所有指标显示在一个屏幕上或传输到手机上，从而方便医护人员随时监护，并及时做出治疗判断。

（3）研制自动反馈控制调节系统。目前 ECMO 系统在临床救治时，随着患者状态改变，需要医护人员手动调节 ECMO 装置来满足患者的临床治疗需求。例如，患者在 ECMO 系统辅助支持一段时间之后，其肺功能和心脏功能有了一定的恢复，需要降低血流流量和氧气气流量，目前需要医生通过监测及分析系统指标结果做出判断，然后手动调节血泵转速和气流量。在未来的 ECMO 系统的设计中，如果能将监测系统及主控系统进行集成，且主控系统能根据监测系统实时测量指标做出反馈调节，这样将会提升 ECMO 系统的智能性，减小使用难度。

（4）开发高通气量中空纤维膜丝。进行气血交换的中空纤维膜丝是 ECMO 系统的核心耗材，如果能研制出更高通气量的中空纤维膜丝，用较少的中空纤维膜丝就能获得支持患者所需的气血交换量，那么将减少制作膜式氧合器使用的中空纤维丝的数量，进一步减小血液与膜丝接触的面积，降低血栓发生概率，改善血液相容性。同时由于膜丝数量减少也降低了膜式氧合器的预充量，减小了血液稀释程度，有利于提升 ECMO 系统的性能。

（5）通过生物相容性涂层和血流动力学优化来改善整个 ECMO 系统的血液相容性。未来的 ECMO 系统如果能采用更优的生物相容性涂层材料，替代现有的常用的肝素和白蛋白混合涂层，还能避免因肝素过量导致的出血问题。同时采用多指标多参数血流动力学模型对 ECMO 系统进行全面优化，将 ECMO 流路中的流动死区减小到最小，降低 ECMO 系统的流动阻力，降低血泵转速，减少 ECMO 系统的输出剪切力，全面改善其流动性能。

除此之外，还可以用聚二甲基硅氧烷（PDMS）制作更小巧、气血交换更高效、生物相容性更好的 ECMO 系统，甚至可将 ECMO 系统完全内置于人体内，全面改善其功能和使用便利性，减少并发症的发生概率[22]。

参考文献

[1] SQUIERS J J, LIMA B, DIMAIO J M. Contemporary extracorporeal membrane oxygenation therapy in adults: fundamental principles and systematic review of the evidence[J]. The Journal of Thoracic and Cardiovascular Surgery, 2016, 152(1): 20-32.

[2] BARTLETT R. ECLS: Past, present, and future[J]. Qatar Medical Journal, 2017(1). DOI:10.5339/qmj.2017.swacelso.8.

[3] BARTLETT R H. Esperanza: the first neonatal ECMO patient[J]. ASAIO Journal, 2017, 63(6): 832-843.

[4] Extracorporeal Life Support Organization. ECLS registry report international summary[R]. ELSO, 2020.

[5] KEEBLER S E, HADDAD L V, CHOI C W, et al. Venoarterial extracorporeal membrane oxygenation in cardiogenic[J]. JACC Heart Fail, 2018, 6(6): 503-516.

[6] FIRSTENBERG M S. Principles and practice of cardiothoracic surgery[M]. Rijeka, Croatia: InTech, 2013.

[7] SCHMID C, PHILLIPP A, HILKER M. Venovenous extracorporeal

membrane oxygenation for acute lung failure in adults[J]. The Journal of Heart and Lung Transplantation, 2012, 31(1): 9-15.

[8]　WIESNER O, HADEM J, SOMMER W, et al. Extracorporeal membrane oxygenation in a nonintubated patient with acute respiratory distress syndrome[J]. European Respiratory Journal, 2012(40): 1296-1298.

[9]　FUHRMAN B P, ZIMMERMAN J J. Pediatric critical care[M]. 4th ed. Philadelphia: Mosby, 2011.

[10]　THIAGARAJAN R R. Extracorporeal membrane oxygenation for cardiac indications in children[J]. Pediatric Critical Care Medicine, 2016, 17(8): S155-S159.

[11]　GROSS-HARDT S, HESSELMANN F, ARENS J, et al. Low-flow assessment of current ECMO/ECCO2R rotary blood pumps and the potential effect on hemocompatibility[J]. Crit Care, 2019, 23(1). DOI:10.1186/s13054-019-2622-3.

[12]　CHEN Z S, JENA S K, GIRIDHARAN G A, et al. Flow features and device-induced blood trauma in CF-VADs under a pulsatile blood flow condition: a CFD comparative study[J]. International Journal for Numerical Methods in Biomedical Engineering, 2018, 34(2). DOI: 10.1002/cnm.2924.

[13]　CHEN Z S, SOFEN K JENA S K, et al. Shear Stress and Blood Trauma under Constant and Pulse-Modulated Speed CF-VAD Operations: CFD Analysis of the HVAD[J]. Medical & Biological Engineering & Computing, 2019, 57(4): 807-818.

[14]　MALEK A M, ALPER S L, IZUMO S. Hemodynamic shear stress and its role in atherosclerosis[J]. JAMA, 1999, 282(21): 2035-2042.

[15]　CHEN Z S, ZHANG J F, KAFAYAT K, et al. Device-induced opposite

新型冠状病毒感染重症患者的「救命神器」——ECMO

effects on platelet hemostatic function: thrombosis and bleeding[J]. Artificial organs, 2019, 43(8): 745-755.

[16] CHEN Z S, KOENIG S C, SLAUGHTER M S, et al. Quantitative characterization of shear-induced platelet receptor shedding: glycoprotein Ibα, glycoprotein VI and glycoprotein IIb/IIIa[J]. ASAIO Journal, 2018, 64(6): 773-778.

[17] CHEN Z S, MONDAL N K, ZHENG S, et al. High shear induces platelet dysfunction leading to enhanced thrombotic propensity and diminished hemostatic capacity[J]. Platelets. 2019, 30(1): 112-119.

[18] CHEN Z S, MONDAL N K, DING J, et al. Paradoxical effect of non-physiological shear stress on platelets and von willebrand factor[J]. Artificial Organs, 2016, 40(7): 659-668.

[19] CHEN Z S, ZHANG J F, LI T L, et al. The impact of shear stress on device-induced platelet hemostatic dysfunction relevant to thrombosis and bleeding in mechanically assisted circulation[J]. Artificial Organs, 2020, 44(5): 201-213.

[20] EVSEEV A K, ZHURAVEL S V, ALENTIEV A Y. et al. Membranes in extracorporeal blood oxygenation technology[J]. Membranes and Membrane Technologies, 2019（1）: 201-211.

[21] BETIT P. Technical Advances in the Field of ECMO[J]. Review Respir Care, 2018, 63(9): 1162-1173.

[22] POTKAY J A. The promise of microfluidic artificial lungs[J]. Review Lab Chip, 2014, 14(21): 4122-4138.

[23] COLEBATCH H J H, NG C K Y. Estimating alveolar surface area during life[J]. Respiration Physiology, 1992, 88(1-2): 163-170.

[24] HOGAN J, SMITH P, HEATH D, et al. The thickness of the alveolar capillary wall in the human lung at high and low altitude[J]. Journal

of Comparative Pathology, 1986, 80(1): 13-18.

[25]　MAUL T M, NELSON J S, WEARDEN P D. Paracorporeal lung devices: thinking outside the box[J]. Front Pediatr, 2018(6): 243.

[26]　MASSEY H T, CHOI J H, MAYNES E J, et al. Temporary support strategies for cardiogenic shock: extracorporeal membrane oxygenation, percutaneous ventricular assist devices and surgically placed extracorporeal ventricular assist devices[J]. Annals of Cardiothorac Surg, 2019, 8(1): 32-43.

[27]　BREITER S. Biomaterials for artificial organs[M]. Sawston, Cambridge: Woodhead Publishing, 2011.

[28]　LAMB K M, HIROSE H. Vascular complications in extracoporeal membrane oxygenation[J]. Crit Care Clin, 2017, 33(4): 813-824.

[29]　VUYLSTEKE A, BRODIE D, COMBES A, et al. BOOK ECMO in the Adult Patient Online publication[M]. London: Cambridge University Press, 2017.

[30]　GARCIA J P, KON Z N, EVANS C, et al. Ambulatory veno-venous extracorporeal membrane oxygenation: innovation and pitfalls[J]. Journal of Thorac Cardiovasc Surg, 2011, 142(4): 755-761.

[31]　NAPP L C, KÜHN C, HOEPER M M, et al. Cannulation strategies for percutaneous extracorporeal membrane oxygenation in adults[J]. Clin Res Cardiol, 2016, 105(4): 283-296.

[32]　KOERNER M M, HARPER M D, GORDON C K, et al. Adult cardiac veno-arterial extracorporeal life support (VA-ECMO): prevention and management of acute complications[J]. Ann Cardiothorac Surg, 2019, 8(1): 66-75.

[33]   CHLEBOWSKI M M, BALTAGI S, CARLSON M, et al. Clinical controversies in anticoagulation monitoring and antithrombin supplementation for ECMO[J]. Crit Care, 2020, 24(1). DOI: 10.1186/s13054-020-2726-9.

陈增胜，北京航空航天大学生物与医学工程学院、北京市生物医学工程高精尖创新中心、生物力学与生物学教育部重点实验室研究员，博士生导师，国家级人才计划青年项目获得者，国家重点研发计划项目课题负责人，北航"医工百人计划"和"青年拔尖人才支持计划"入选者，长期从事 ECMO 装置研发和相关血液损伤研究。

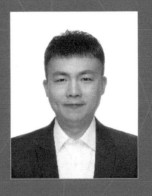

智慧之眼

——从生物视觉到医用机器视觉

北京航空航天大学机械工程及自动化学院

杨明轩　毕佳鹏

从远古到现代，人类每天都眼观六路，视觉帮助人类生存、发展，也帮助人类认识自然、发展科技、开创未来。图像成像给我们带来从黑白到彩色的飞跃，让我们有机会记录这个缤纷的世界，但我们越来越不满足于看到身边事物的表象，而期冀洞悉一切本质与真相。计算机图像识别技术给我们带来了新的机会，借助先进的摄像系统可以看得更多，看得更快。当我们还想看得更深，看得更明白，让人造视觉更接近人类视觉时，我们就不得不考虑为它插上智慧的翅膀，让它像我们一样学习、长大，识人辨物，一起认识并保护这个星球，创造一个更美好的未来。

自然之眼

关于人类起源的研究与争论永远不会停止，因为作为主宰这个星球的物种，我们觉得自己配得上一个确切的答案，但当我们面对人类起源的问题时才发现，原来人类是如此渺小，小到让我们只想活在当下。不过，至少科学家们通过不懈的努力告诉我们，大约 500 万年前的南方古猿最有可能是人类踏上这个星球的开端，并且在短短百万年之后就登上了食物链顶峰。现在已经无从考证当我们的祖先第一次睁开眼睛看到这个星球时，地球是怎样美丽的景色，但是我想他们很快就需要学会如何从安静祥和中看出四伏的危机，毕竟没有生物会因为这个物种 500 万年后的繁荣而放弃捕猎，就像我们不曾对这个星球的一切手软一样。当南方古猿踏着迷茫的步伐踩下第一个足迹，他们来不及考虑未来的直立人和智人如何走过漫漫历史长河，甚至后者也没有考虑过如何建立一个属于人类的星球，他们更在乎的是如何发现食物、猎物、危险，当然还有这个星球上永恒的美丽。在这一刻，所有的生物是公平的，大家都平等地使用眼睛（见图 1），或者说通过视觉来获取某种感知，这种感知为所有认识和思考提供充足的信息来源。非常幸运的是，人类眼睛含有丰富的视锥细胞，它们是眼睛的光感受器，这决定了我们能够分辨五颜六色，而大多数哺乳动物却不能，眼睛几乎成为探究哺乳动物演化历史的窗口[1]。

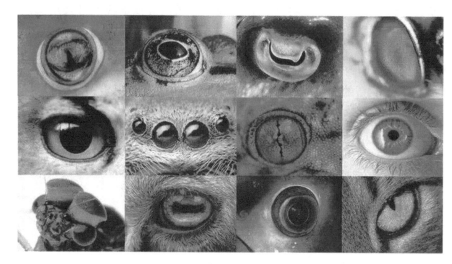

图 1　各种生物的眼睛

　　随着人类走上进化历程，我们无时无刻不在使用眼睛，通过视觉发现世界、认识自然。眼睛在生命的长河中至少独立演化了 40 次[2]，所以也可以这样理解，现在所有动物的眼睛都并不是由某个共同祖先演化而来，而是多条动物分支的多个祖先先后独立演化而来的。不可否认的是，是视觉让我们从诞生走向幸存，是思考让我们在竞争中从弱小走向强大，目之所见为人类的大脑带来了丰富的信息，从而帮助我们用羸弱的身体撑起了属于这个物种的传奇，所以我们得以从臂行到挺直腰杆，只不过又主动回归了弯腰驼背的生存方式[3-4]。总之，我们依靠视觉支撑下的高超思考能力独步地球，如今我们的视野不再只有衣食果腹，我们创造了璀璨的文化和先进的科技，我们的目光延伸至最深的海底、最高的山峰、最热的火山、最冷的冰川、最远的宇宙，而视觉从来都离不开思考，我们并没有给视觉插上智慧的翅膀，而是视觉原本就在不断思考中翱翔。人类从认识自己到认识生命，从认识世界到认识宇宙，在未来，视觉仍将承载人类的初心和梦想，为思考提供最可靠的源泉。

人类的脚步

人们常说，如果把地球 46 亿年的历史缩小为 24 h，那么人类至少在 23 点 59 分之后才出现，甚至更短，那么人类在过去不到 1 min 的时间里做了什么呢？人类从树上来到了地面，从流离迁徙到族群定居，从茹毛饮血到刀耕火种。从 1.28 万年前人类第一次种植小麦到 1 万年前开始种植水稻，再到 7 000 年前土豆成为人类的作物，我们逐渐发现了自给自足的门道，于是我们开始创造各种奇妙的工具，并用它们进一步创造更奇妙的工具，直到它们能完成我们无法完成的工作，甚至可以改变自然。所以，人类的制造科技历史仅有数百年吗？不，我想从第一件工具开始，人类的制造历史就开启了，伴随着打造石器而开启，随后开始制作精致的木制、骨制工具，还有陶器。几乎与人类走向海洋同时，金属冶炼的大门向我们敞开，随后机械、动力都成为制造的载体和产品。从汽车生产线到两次世界大战无数战舰、坦克的制造与修复，从 20 世纪 30 年代的第一高楼到横跨天堑的桥梁，从航空制造业的蓬勃发展到焊接制造的航天器翱翔天际……人类制造技术从无到有，从理论到实际，从地面到天空，从深空到水下，从军事到生活。凡热制造者都有一颗火热的心，如能量输入般澎湃，都有一颗冷静的大脑，如能量散失般无情。初心源自能量控制的重要性与难度，怀着对自然的敬畏、对传统的尊重、对未来的遐想，这份初心引领我们踏上征程。你也许会想，这与视觉有关系吗？当然有关系。壁画和文字显然不足以记录人类的脚步，甚至文明本身也难以展示全貌，我们的视觉是历史最好的见证，也许它会随着主体的终结而消失，但这个物种的视觉所积累而成的文化、科技、社会却在繁衍生息。

闭上眼，我们的眼前依旧会浮现出人类前行的脚步；睁开眼，我们希望透过物质的边界，看到更深处的本质。远行，我们在风雨中感知自然的力量，在雷电中感知自然的温度，在彩虹下感知自然的色彩，在四季中感知自然的速度。人类千百年认识自然，创造文明无不伴随着目之所见，体之所感。工欲善其事必先利其器，视觉感知首先需要新的工具来支撑，与人类眼睛最为接近的图像成像技术工具，就是相机。1839 年，法国人达盖尔发明了第一台木箱照相机［见图 2（a）］；1861 年，科学巨匠麦克斯韦利用他的彩色陀螺（color top）向人们展示了经过正确比例混合红绿蓝三原色将获得任何需要的颜色，开启了人类彩色图片时代；1888 年，柯达公司推出了胶卷［见图 2（b）］，实现了感光材料的飞跃，不得不说，短短百年的时间，数码图像技术已经让图像从胶卷走向了下一个飞跃；20 世纪60 年代，高速照相机［见图 2（c）］诞生，并在随后的 50 年的时间里经过了六代技术更迭，采样频率从早期的 120 fps（每秒帧数）提升到 50 000 fps；2018 年，加州理工学院的光学研究人员利用每秒 10 万亿帧的 T-CUP 光速相机观察了一束激光在水中的传播过程。这表明我们不仅可以看到运动员比赛时抖动的面部肌肉，看到发动机燃烧室激烈的点火瞬间，看到飞鸟掠过天空时往复拍动的双翼，我们还第一次见证了光在介质中的传播。

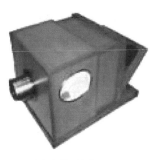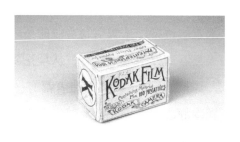

（a）木箱照相机　　　　　　　　　　（b）胶卷

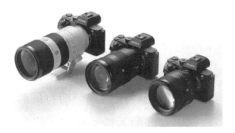

（c）高速照相机

图 2　图像成像设备及器材

通过图像成像技术，人类已有所见，但看到五彩缤纷世界的二维平面投影时，我们仍不满足。我们想知道山有多高，水有多深，火有多热，冰有多冷，也就不可避免地需要建立图像像素中所包含的信息与高度、深度、温度等物理量的关联关系。此时我们需要用到更多的视觉或者信号采集设备，光谱仪、红外成像仪等器材不断涌现以补充相关维度的数据，进而建立图像—光谱—红外辐射的关系。例如，在传统热制造中，我们已经可以通过图像与红外辐射信号的结合重构熔化金属的温度场，而在温度更高的热等离子体监测中，较为简单的图像灰度重构已经可以在部分参数下代替传统的标准温度法。

至此，我们不仅可以借助工具捕捉和观测自然的色彩，而且可以组建视觉传感设备系统建立图像与其他物理量之间的联系，如此自然地形成了一个庞大的数据库，它毫不刻意地将所有物理关联存放在一起，却不急于揭示，而是耐心地等待着人类的下一个创举，下一次发现，下一次飞跃。

智慧的翅膀

巨大的数据关联为人类认识事物提供了一种新的设想：如果能从中梳理出各要素的相互关系，图像本身就成为诸多要素的综合体而具有"鲜明"的特征，它们使图像可以被识别，哪怕这样的特征无法被人眼所辨识。简而言之，所有的图像都成了那片独一无二的树叶，只不过这里的树叶可以是一个单元，也可以是一个集合。计算机技术的发展让这种想法成为可能，人们用一个新的名词来描述它：机器学习。

图像分类是机器学习在图像处理中的典型应用，通过对图像的分析，将所选择的图像划归为某一具体的类别。为了推动机器视觉的发展，华裔科学家 Fei-Fei Li 等创建了 ImageNet 数据集并基于此举办了 ImageNet 大规模视觉识别挑战赛（ImageNet Large Scale Visual Recognition Challenge，ILSVRC）。在 2012 年举行的 ILSVRC 中，Krizhevsky 等[5] 提出了 AlexNet，首次将深度学习应用于大规模图像分类，在 ImageNet 数据集上的 top-5 错误率为 15.3%，该错误率比当年的第二名低 10% 左右。AlexNet 模型中成功应用了 ReLU 激活函数、Dropout 过拟合控制策略，并使用 GPU 对卷积神经网络参数进行训练。AlexNet 被后续的研究者广泛借鉴，并在业界掀起了卷积神经网络的研究热潮。在后续几年举行的 ILSVRC 中出现了诸如 GoogleNet[6]、VGGNet[7]、ResNet[8] 等众多性能优秀的卷积神经网络。

从深度学习首次在 ILSVRC 2012 中被运用于图像分类比赛并取得令人瞩目的成绩以来，基于深度学习方法的模型开始在图像识别领域被广泛运用，新的深度神经网络模型不断刷新比赛记录的同时，也使深度神经网络模型对于图像特征的学习能力不断提升。随着更多大规模数据集的出现，深度学习网络模型能够得到更好的训练，通过大量数据训练出来的模型具有更强的泛化能力，能够更好地适应对于实际应用所需要的数据集的学习，提升图像分类效果。

目标检测是计算机视觉领域的另一个经典任务，与图像分类相比，其解决过程更为复杂。R-CNN[9] 首先通过使用选择性搜索算法（selective search，SS）来生成目标候选区域，接着利用卷积神经网络对目标区域进行特征提取，最后通过支持向量机（support vector machine，SVM）对目标进行分类。针对 R-CNN 准确性较低且检测速度过慢的缺点，Fast R-CNN[10] 对 R-CNN 的结构进行改进，将图像直接输入到神经网络中进行特征提取，然后参考空间金字塔结构，添加感兴趣区域池化（ROI pooling）层来获得固定尺寸的特征图，使用多任务损失函数同时计算物体的分类与边框的回归损失。Faster R-CNN[11] 则在 Fast R-CNN 的基础上更进一步，舍弃了低效率的选择性搜索算法，通过使用区域候选网络（region proposal network，RPN）来获取候选区域，进一步提高了图像分类的准确性与实时性。除了诸如 R-CNN 这类先确定候选区域再进行目标检测的方法外，以 YOLO[12]、SSD[13] 等为代表的目标检测算法可在卷积神经网络提取的特征图中直接对目标进行检测。

　　不同于目标检测，图像分割任务实现的是图像中逐像素点的分割，图像分割任务常被分为语义分割、实例分割与全景分割三类。语义分割是将不同种类的物体进行像素级的分割，实例分割是在语义分割的基础上分割出同一类物体的不同个体，全景分割是对图像中的所有对象进行分割。FCN[14] 是神经网络做语义分割的开山之作，该网络首次将全卷积神经网络用于图像的分割，使用卷积神经网络进行图像特征的提取，通过转置卷积进行上采样操作并将小尺寸的特征图恢复至原图像大小进而实现像素级的分割。FCN 的基本结构被后续的众多模型所参考，U-Net[15] 对 FCN 上采样过程中的特征融合过程进行改进，将特征图进行通道维度的拼接融合，提升了分割的精度，从而在医学领域得到了广泛的应用。DeepLab[16] 在图像分割任务中使用了空洞卷积与全连接条件随机场，进一步提高了分割的精度与速度。Mask R-CNN[17] 更是将图像金字塔与 Fast R-CNN 进行融合，从而能同时完成目标检测与图像分割任务。

　　计算机视觉的发展日新月异，除上述应用外，深度学习还广泛应用于图像风格转移、影像重建、图像合成等视觉任务中，许多新的表现优异的模型也不断涌现，引入多重注意力机制的 Transformer[18] 横空出世又一次在计算机视觉领域掀起波澜，在自然语言处理方面取得了可喜的效果，这激励着研究者将注意力机制引入计算机视觉的相关任务中，从而有望取代传统的卷积神经网络，成为计算机视觉领域上天入地的"变形金刚"。深度学习在计算机视觉方面的成功得到了广泛的关注，当我们热衷于讨论逻辑模型、算法结构的更迭为这项技术的进步与发展带来的贡献时，更广阔的应用前景已经悄然浮现。从所见走向认知，我们为人造视觉插上了智慧的翅膀，让它更接近人类的视觉系统，并以更高的精度和效率施展拳脚。

医学图像配准应用

深度学习在计算机视觉领域的成功应用推动了相关领域的变革，目前计算机视觉已广泛地应用于诸如自动驾驶、在线翻译、人脸识别、医疗保健、运动追踪、农业生产及工业制造中。医学是计算机视觉的重点应用领域之一，医学影像数据有着数据量大、客观、可量化的特点，通过使用计算机视觉处理医学领域中的相关数据可以极大提高医学诊断的准确性，进而提高临床手术的安全性。研究人员利用图像分类与目标检测的方法实现计算机辅助诊断，利用图像分割与图像配准等方法进行手术导航，均已在医学实际应用中崭露头角。

在手术中，导航技术可有效地提高手术的精准度与成功率，减少患者的创伤，是目前计算机集成外科辅助治疗领域的研究热点。手术导航技术一般是以 MRI、CT 等医学影像数据为计算基础，将病人术前医学影像与术中病人病灶位置准确对应，定位追踪器将手术器械的相对位置在病人解剖影像上以虚拟探针的形式实时更新显示，使外科医生实时掌控手术器械相对病人解剖结构的相对位置，从而实现对手术的引导。手术导航技术需要采集不同形式或不同时间的医学图像，在应用时需要将各幅图像一一映射，这就要用到图像配准技术。医学图像配准是现代医学图像处理技术应用的一个重要方向，它是指对不同时间、不同视场、不同成像模式的两幅或多幅图像进行空间几何变换，使相同解剖结构的像素或体素在几何上能够匹配对应起来。医学图像配准技术是特征空间、搜索空间、搜索算法和相似性测度 4 个部分的不同方法组合 [19]，医学图像配准技术的主要内容包括提取待配准图像的特征信息、进行变换的方式以及变换范围、最优变换参数、度量图像间相似性的标准，一般来讲可分为预处理、特征选择、特征对应、确定变换函数及重采样五步 [20]。这与我们在日常生活中认出一个朋友的过程完全类似：选择头发、胡须、声音、行走姿态等容易识别的特征，将它们与我们大脑数据库中朋友的信息进行对比，然后做出判断，当然我们也会认错人，那是因为他们的特征实在太接近了，不过幸运的是这样的错误会丰富数据库，因此我们下次就更不容易认错了。目前，深度学习在医学图像配准领域的研究可以分成三类：第一类是采用深度迭代的方法进行配准；第二类是采用有监督的深度学习模型进行配准；第三类是基于无监督的深度学习模型进行配准[21]。第一类方法主要采用深度学习模型学习相似性度量，它的配准速度相对较慢，正逐步被行业所淘汰。针对第二类方法，目前有研究者结合 U-Net 等 CNN 模型，实现了对多种人体组织的刚性配准与非线性配准。第三类方法的配准方式主要以空间变换网络（spatial transformer network，STN）[22] 为主。

在图 3 所示的脊柱畸形矫正手术规划中，机器学习为手术智能规划与实时配准提供了技术支撑。首都医科大学附属北京朝阳医院的骨科医生利用机器学习从患者 X 射线图出发开始关键点检测，获得包含椎体中心坐标、椎体角坐标、椎弓根中心坐标（t 为锥体数量），进而用正位图里的椎体角坐标、椎弓根中心坐标计算椎体的旋转角度。根据正 / 侧位图中的椎体中心坐标获得椎体三维中心坐标，综合考虑椎体三维中心坐标、脊椎的旋转角度就能准确标定出粗粒度的脊柱三维结构了。根据该三维结构生成脊柱模型并通过 3D 打印形成的实体可用于观测和推演矫正手术，最后通过手术路径规划确定置钉位置，完成手术准备。机器学习可缩短整个计算过程的时间，提高算法的灵敏度和准确性。

当采用飞秒激光刀进行骨切削手术时，由于术野下脊柱区域常被遮挡，确定激光作用深度成为保证手术过程安全的关键要素，因此基于术中 CCD/ICCD 光谱实时监测技术采集手术路径上的蒸气或等离子体的光谱信号，并将其与术前造影数据（X 射线、CT 等图像）匹配，判断激光终端作用位置的平面位置信息，可实现术前与术中图像的实时配准，如图 4 所示。需要指出，在激光的不同作用深度下，激光谐波光谱、蒸气或等离子体光谱均会发生变化，这为我们建立二者之间的函数关系提供了可能。

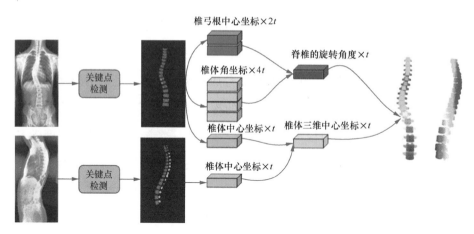

图3 脊柱畸形矫正手术规划

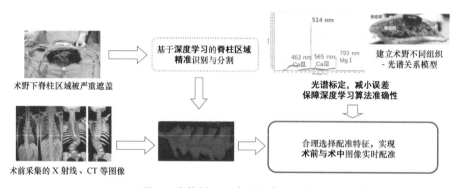

图4 脊柱矫正手术过程实时配准

放眼未来，人造视觉必将更加接近人类视觉，也就意味着：它会像我们的神经一样越来越会采集信息，像我们的视锥细胞一样越来越会辨别色彩，像我们的大脑一样越来越会分析信息。思考无止境，人类的目光无止境。

结语

初心未泯，传统学科依然蕴藏巨大的增长潜力，思维击桨，热制造行业从脚下走向诗和远方。从制造到智造，我们走过了20年，未敢停歇，从智造到慧眼，我们期望洞悉物理本质，见微知著。以视觉为风，慧眼护卫复杂物理场监测分析启航，以思维化雨，慧眼眺望学科交叉更远的边疆。

参考文献

[1]　朱钦士. 动物的视觉——从电磁波获得外部世界的信息(1)[J]. 生物学通报, 2017, 52(3): 8-13.

[2]　朱钦士. 动物的视觉——从电磁波获得外部世界的信息(4)[J]. 生物学通报, 2017, 52(6): 6-13.

[3]　JACOBS G H. Photopigments and the dimensionality of animal color vision[J]. Neuroscience and Biobehavioral Reviews, 2018(86):108-130.

[4]　CRONIN T, MARSHALL J, NILSSON D, et al. The astonishing diversity of vision: introduction to an issue of vision research on animal vision[J]. Vision Research, 2020(172): 62-63.

[5]　KRIZHEVSKY A, SUTSKEVER I, HINTON G E. ImageNet classification with deep convolutional neural networks[J]. Advances in Neural Information Processing Systems, 2012, 25(2): 1097-1105.

[6]　SZEGEDY C, LIU W, JIA Y, et al. Going deeper with convolutions[C]// 2015 IEEE Conference on Computer Vision and Pattern Recognition. Piscataway, USA: IEEE, 2015. DOI: 10.1109/cvpr.2015.7298594.

[7]　SIMONYAN K, ZISSERMAN A. Very deep convolutional networks for large-scale image recognition[J]. arXiv:1409.1556, 2014.

[8]　HE K, ZHANG X, REN S, et al. Deep residual learning for image recognition[C]// 2016 IEEE Conference on Computer Vision and Pattern Recognition. Piscataway, USA: IEEE, 2016: 770-778.

[9]　GIRSHICK R, DONAHUE J, DARRELL T, et al. Rich feature

hierarchies for accurate object detection and semantic segmentation [C]// 2014 IEEE Conference on Computer Vision and Pattern Recognition. Piscataway, USA: IEEE, 2014: 580-587.

[10] GIRSHICK R. Fast R-CNN[C]// 2015 IEEE International Conference on Computer Vision. Piscataway, USA: IEEE, 2015: 1440-1448.

[11] REN S, HE K, GIRSHICK R, et al. Faster R-CNN: towards real-time object detection with region proposal networks[J]. IEEE Transactions on Pattern Analysis & Machine Intelligence, 2017, 39(6): 1137-1149.

[12] REDMON J, DIVVALA S, GIRSHICK R, et al. You only look once: unified, real-time object detection[C]//2016 IEEE Conference on Computer Vision and Pattern Recognition. Piscataway, USA: IEEE, 2016: 779-788.

[13] LIU W, ANGUELOV D, ERHAN D, et al. SSD: single shot multibox detector[C]//European Conference on Computer Vision. Cham, Switzerland: Springer, 2016: 21-37.

[14] LONG J, SHELHAMER E, DARRELL T. Fully convolutional networks for semantic segmentation[J]. IEEE Transactions on Pattern Analysis and Machine Intelligence, 2015, 39(4): 640-651.

[15] RONNEBERGER O, FISCHER P, BROX T. U-net: convolutional networks for biomedical image segmentation[C]//International Conference on Medical image computing and computer-assisted intervention. Cham, Switzerland: Springer, 2015: 234-241.

[16] CHEN L C, PAPANDREOU G, KOKKINOS I, et al. Semantic image segmentation with deep convolutional nets and fully connected CRFs[J]. Computer Science, 2014(4): 357-361.

[17] HE K, GKIOXARI G, DOLLÁR P, et al. Mask R-CNN[C]// 2017

IEEE International Conference on Computer Vision. Piscataway, USA: IEEE, 2017: 2961-2969.

[18]   VASWANI A, SHAZEER N, PARMAR N, et al. Attention is all you need[C]// 31st International Conference on Neural Information Processing Systems.New York, USA: ACM, 2017: 6000-6010.

[19]   BROWN L G. A Survey of image registration techniques[J]. ACM Computing Surveys, 1992, 24(4): 326-376.

[20]   VAILLANT M, DAVATZIKOS C, TAYLOR R H, et al. A path-planning algorithm for image-guided neurosurgery[C]//CVRMed-MRCAS'97. Heidelberg, Berlin: Springer, 1997: 467-476.

[21]   王丽会, 秦永彬.深度学习在医学影像中的研究进展及发展趋势[J].大数据, 2020, 6(6): 83-104.

[22]   JADERBERG M, SIMONYAN K, ZISSERMAN A, et al. Spatial transformer networks[C]// 28th International Conference on Neural Information Processing Systems.New York, USA: ACM, 2015(2): 2017-2025.

智慧之眼——从生物视觉到医用机器视觉

杨明轩，北京航空航天大学机械工程及自动化学院副教授、博士生导师，东京大学访问学者，IEEE 会员、中国机械工程学会高级会员、中国复合材料学会高级会员、中国焊接学会会员。机械与控制工程国家级（虚拟仿真）实验教学中心第一届教学工作组副主任，课程校外实践 – 产教融合基地副主任，北航青年教师发展协会会长。主要研究领域为复杂场景视觉传感与高频脉冲焊接制造。主持或参与多项国家 / 北京市自然科学基金、国家重点研发计划课题、航天科技基金、中车研究院前沿研究等项目，发表论文 50 余篇，授权发明专利近 20 项（转化 2 项）。

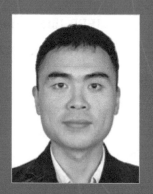

毕佳鹏，北京航空航天大学机械工程及自动化学院机械工程专业硕士。主要研究方向：激光加工与图像处理。

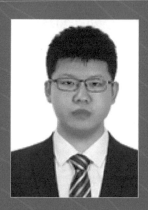

神秘的太赫兹波

北京航空航天大学电子信息工程学院

吴晓君

太赫兹波的波长位于微波和红外线之间，处于宏微交替的过渡区域，是电磁波谱上至今还未被人类深入研究和开发的频段。它具有普遍性、唯一性、宽带性、穿透性等特点，即将成为继微波和光子后，人类认识世界的"第三只眼睛"。太赫兹科学涉及物理、化学、材料、生物、国防、天文等学科，太赫兹技术在航空航天、通信雷达、安检反恐、生物医疗等领域具有重要的应用前景，可开辟一系列颠覆性的科学前沿研究领域，提升国家安全综合国力，推动信息技术变革和创新产业链发展，已成为世界各国竞相角逐的新兴技术之一。随着第五代移动通信（5G）技术的普及，第六代移动通信（6G）技术的研究已提上议事日程。6G 将有可能全面进入太赫兹时代，太赫兹波也将逐渐走进大众的视野。那么，什么是太赫兹波？它又有哪些特点和应用呢？下面让我来为大家揭开太赫兹波的神秘面纱。

是什么将我们联系在一起

我们周围弥漫着各种各样的电磁波（见图 1）。睁开眼睛，看到大自然，形形色色，五彩斑斓，那是光波。拿起手机，给人打个电话，是另外一种我们看不见的电磁波。在不久的将来，我们将进入万物互联的时代，不仅人与人之间可以随时随地传递信息，而且人与物、物与物之间也可以无缝连接，随时随地感知对方的状态。这一切的一切都离不开电磁波。

人类对电磁波并不陌生。早在 19 世纪中期，伟大的物理学家麦克斯韦就提出了电磁波的存在，却没能从实验上进行验证。1888 年，年仅 29 岁的赫兹，依照麦克斯韦电磁场理论——电的扰动能够产生电磁辐射，根据电容器经由电火花会产生振荡电流的原理，成功实现了电磁波的产生和探测。次年，赫兹在一次著名演讲中预言光是一种电磁现象。1896 年，意大利的马可尼第一次采用电磁波实现了信息的传递。1901 年，他又成功开展了将信息从意大利传送到大西洋彼岸的美国的演示实验。从此，电磁波的神秘面纱被揭开，基于电磁波的科学与技术得以飞速发展。对电磁波的理解，成了开启人类智慧的钥匙。人类对电磁波及相关科学的探索脚步从未停止。

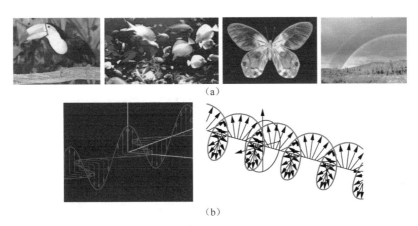

图 1　电与磁将我们联系在一起

电磁波作为一种物质和能量的存在形式，常用波长或频率来描述，其图形类似于图 2 所示的舞蹈演员甩出来的波的样子。电磁波按照频率从低到高可划分为无线电波、微波、毫米波、太赫兹波、红外线、可见光、紫外线、X 射线、γ 射线等。不同频率的电磁波各有特点，产生的方式也不尽相同。

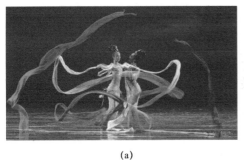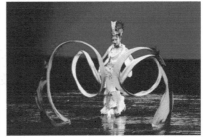

(a)　　　　　　　　　　　　　(b)

图 2　振动产生波

神秘的太赫兹波

1940 年以前，对长波段电磁波的研究大多处于实验阶段。1940—1945年，战争对军事雷达的迫切需求，使利用电子学技术产生长波长的电磁波的研究进入白热化阶段。而对光学的研究，则可追溯到更早。从 1666 年牛顿手持三棱镜将太阳光分成不同颜色的色带开始，人类就从未停止过追光的梦想，如图 3 所示。激光的发明开启了光科学与技术的黄金时代，直接带来了信息革命、能源革命、生物技术革命，极大地改变了人类社会的生产生活方式。

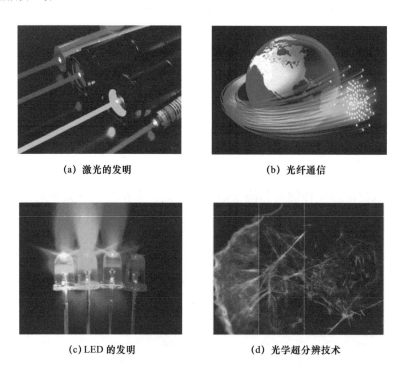

(a) 激光的发明　　　　　　　　　(b) 光纤通信

(c) LED 的发明　　　　　　　　　(d) 光学超分辨技术

图 3　光的变革性应用

但是，在利用电子学产生长波长的电磁波的研究或者从事光学短波长的研究的过程中，人们发现，好像遗忘了一个波长不长不短、频率不高不低的电磁波。用电学的方法，很难获得它；用光学的技术，也很难触及它！这就导致这个频段成了电磁波谱上最后一块还未被人类深入研究和开发的神秘间隙。它就是我们今天的主角——太赫兹波。

什么是太赫兹波

如图4所示，太赫兹波是电磁频谱上介于微波和红外线之间的电磁波，目前还未被人类深入研究。太赫兹波频段的划定并没有明确的说法。早期，人们将太赫兹波频段划定为 $0.1 \sim 10$ THz，后来又将其修订为 $0.3 \sim 30$ THz。

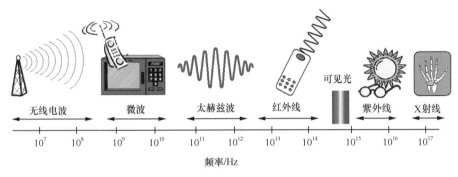

图4 太赫兹波在电磁频谱上的位置

太赫兹科学与技术的应用可追溯到哥伦比亚号航天飞机发射失事。为了找出事故原因，科学家们开展了大量的工作，采用四种成像技术（毫米波成像技术、激光断层摄影技术、X 射线背向散射成像技术以及太赫兹成像技术）来探测绝热泡沫中的缺陷。在四种成像技术的竞争中，太赫兹成像技术具有穿透性的特点，最终脱颖而出，成为美国国家航空航天局用于航天泡沫材料无损检测的必备技术，如图5所示。

正如我们前面所说，太赫兹波的波长不长不短，频率不高不低，介于宏观和微观之间，介于已知和未知之间。太赫兹光子能量低 [约为 4.1 meV（1 THz）]，与半导体带内载流子动力学和非线性光学效应所需能量、强关联电子体系中最重要的本征激发能量、液态水氢键网络的慢弛豫转动能级、宇宙大爆炸背景辐射的主要能量等相当。因此，太赫兹技术在普通物理、材料、粒子物理、化学、国防、天文、生物等方面有着极其重要的应用前景，如图6所示。

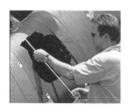

（a）失事航天飞机材料测试

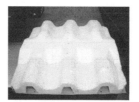

（b）实验用泡沫材料

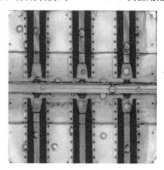

（c）0.2 THz成像

图5　太赫兹成像技术用于航天泡沫材料无损检测

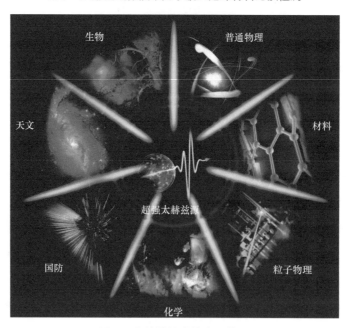

图6　太赫兹技术的应用范围

太赫兹波具有比微波更高的频率带宽和更快的传输速率，是未来6G

无线通信的主要频谱资源。它的波长比微波更短，成像分辨率更高，可用于更小违禁物品的安检成像［见图 7（a）］。与红外线相比，太赫兹波具有更好的穿透能力，它能够"看透"衣物、毛皮、纸张、箱包等，可用于非合作式安检成像和无损检测等[1]。更为特别的是，许多物质（比如炸药、毒品、咖啡因等）在太赫兹波频段拥有像人类指纹一样的特征谱线［见图 7（b）］，这能为太赫兹成像技术增加另外一个"指纹识别"的能力，被称为"谱学成像"。除此之外，太赫兹波对水特别敏感，可用于鉴别肿瘤组织、眼角膜含水量以及植物叶片含水量［见图 7（c）］，而且在生物医疗和农林监测领域也有一定的应用前景。

当人们发现这个频段还有如此宏大的应用前景后，世界各国纷纷加大科研投资力度，不仅希望揭开太赫兹波的神秘面纱，而且希望太赫兹技术能够为人类所用。早在 2004 年美国政府就将太赫兹技术评为"改变未来世界的十大技术"之一，日本则在 2005 年将太赫兹技术列为"国家支柱十大重点战略目标"之首，举全国之力进行研究。

太赫兹科学与技术的第二波研究热潮

如果将 20 世纪末和 21 世纪初归属为太赫兹科学与技术发展的实验室研究和早期应用阶段，那么随着 2019 年 3 月 15 日美国联邦通信委员会（FCC）开放"太赫兹波"频谱用于研发太赫兹通信技术开始，太赫兹频谱战略资源成了世界各国高度关注的焦点，推开了太赫兹无线技术迈向大规模应用的大门。世界各国掀起了太赫兹技术应用的第二波研究热潮。

美国多个政府机构联合设立了太赫兹高速无线通信网络建设相关计划。欧盟也启动了一系列跨国太赫兹研究项目，如 WANTED（wireless area networking of THz emitters and detectors）项目、THz-Bridge 计划、Star-Tiger 计划等。欧盟于 2017 年正式布局 6G 通信技术。日本总务省原计划在 2020

年东京奥运会上采用太赫兹无线通信系统实现 100 Gbit/s 的高速无线局域网服务。

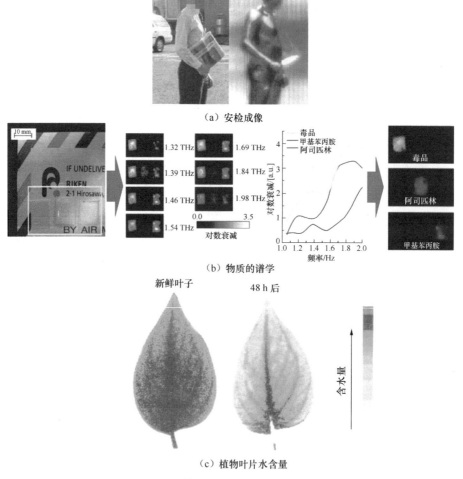

（a）安检成像

（b）物质的谱学

（c）植物叶片水含量

图 7　太赫兹技术在成像方面的应用

我国早在 2005 年香山会议后就开始布局太赫兹相关技术的研究，并且获得了一定的阶段性成果。2019 年 11 月 3 日，科技部会同国家发展改革委、教育部、工业和信息化部、中国科学院、国家自然科学基金委员会在北京组织召开 6G 技术研发工作启动会，宣布成立国家 6G 技术研发推进工作组和总体专家组，标志着我国的 6G 技术研发工作正式启动。

在未来的 6G 应用中，太赫兹技术将成为核心，是支撑后摩尔时代信息技术发展的基础。人类社会、信息社会、自然社会面临着诸多挑战，包括信息大爆炸、能源危机、环境危机、生态危机等。大数据、人工智能、物联网、智慧城市等对网络和业务的智能化和泛在化提出了更高的要求。当前，全球数据量每年以 60% 的速度递增，每 12 个月峰值数据量翻番。英特尔公司称，"我们已经进入了 ZB 时代，并且很快将迈入 YB 年代。"人类面临着数据信息传输、交换、处理和存储能力不足的巨大挑战。太赫兹光子携带的信息和能量，或许是解决人类后摩尔时代面临的诸多挑战的"钥匙"。

太赫兹波的波长更短，具有更好的方向性和保密性。太赫兹波在雾霾、沙尘、浓烟等复杂环境中具有比红外线更强的穿透能力。利用太赫兹光谱技术和成像技术的融合，可以实现对物质的全方位感知与成像。将大数据和人工智能与太赫兹谱学成像技术融合，将全面推进智能感知与万物互联。

高能强场太赫兹辐射源及其应用

然而，阻碍太赫兹科学与技术发展的关键因素是什么呢？正如前面提到，电学、光学等技术到太赫兹频段都遭遇到了巨大的挑战。高效率太赫兹辐射源的缺乏、高灵敏度太赫兹探测器的缺失，以及各种功能器件的缺少，成为横卧在太赫兹技术应用面前的"三座大山"。其中，高效率太赫兹辐射源的缺乏尤为严重，直接导致许多科学研究和技术应用无法开展。

虽然美国加利福尼亚大学伯克利分校的沈元壤先生早在 1971 年就利用脉冲激光照射在铌酸锂晶体上获得了世界上第一个太赫兹脉冲波[2]，然而，铌酸锂晶体在红外泵浦光和太赫兹频段存在巨大的折射率差，导致产生的太赫兹波在晶体内部没办法相干叠加，能量从红外线转换到太赫兹波的效率很低。打个比方，就像男孩和女孩跑步进入了一个人群。虽然他俩的速度都会慢下来，但如果人群分布比较特殊，比如都是好奇的男生们组成的人群，他们有可能会对跑步的女孩感兴趣。那么就有可能导致人群往女孩方向拥挤，女孩不仅跑得更慢，而且为了躲避人群，女孩（太赫兹波）还不得不往另一个方向斜着跑走。这样的情况导致作为男生的泵浦激光没法把能量高效率地传递给作为女孩的太赫兹波，产生效率自然低下。因此，从 1971 年到 2002 年的三十多年时间里，铌酸锂晶体未能真正很好地服务于太赫兹波的产生和应用。

2002 年，匈牙利的 Hebling 教授[3] 提出了一种被称为倾斜波前的技术。该技术巧妙的地方在于，让作为激光的男孩去迁就一下作为太赫兹波的女孩。在进入铌酸锂晶体以后，男孩通过"分身术"让其中一个自己沿着相速度方向继续跑，而携带能量的群速度则跟着产生的太赫兹波女孩跑。通过这样的方式，作为泵浦激光的男孩就能拉着作为太赫兹的女孩一起跑更远的距离，有效作用距离变长，能量转化效率就高，最终冲出人群的太赫兹波的能量变大。这就是采用跑步来类比的波前倾斜技术，虽有不太恰当的地方，但作为初步的形象理解，足矣。

有了铌酸锂晶体的倾斜波前技术，科学家们先是用了十年时间将太赫兹单脉冲能量从原来的飞焦量级提升到了微焦量级。在这个难题的攻关上，我们课题组利用钛宝石激光器和 Yb:YAG 激光器，系统地研究了基于铌酸锂晶体倾斜波前理论和强太赫兹辐射产生的方法，解决了倾斜波前技术的物理机理问题，突破了获取毫焦量级太赫兹源的技术瓶颈[4-6]。

针对高能激光泵浦铌酸锂晶体的相位不匹配引起的辐射效率低、易饱和、难收集等难点与挑战，我们通过啁啾脉冲展宽、泵浦波长优化、抑制晶格振动吸收等方法，在 2018 年获得了单脉冲能量为 0.2 mJ、峰值电场为 4 MV/cm 的太赫兹源[7]，在 2019 年年底进一步获得了单脉冲能量为 1.4 mJ 的超强太赫兹源，刷新了该方法的世界纪录[8]。超强太赫兹源的产生机理如图 8 所示。

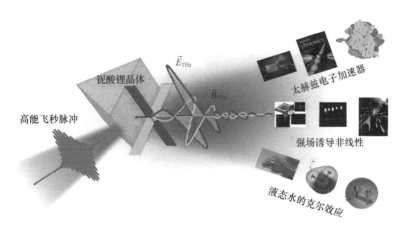

图 8　超强太赫兹源的产生机理

如此高能量的太赫兹脉冲，相当于将 5.4×10^{18} 个光子压缩到皮秒内触发。因为太赫兹光子能量低，这相当于波长为 800 nm 的近红外光 1.35 J 的能量才能达到的光子数。这个太赫兹单脉冲能量的世界纪录是现有基于有机晶体产生的太赫兹辐射的 1.6 倍，是双色场等离子体产生的太赫兹辐射最高能量的 7.4 倍，比匈牙利 Janos Hebling 教授课题组利用铌酸锂（见图 9）倾斜波前技术获得的单脉冲能量高 2.5 倍。

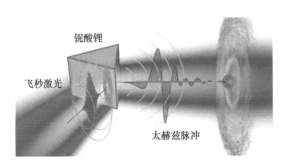

图 9　铌酸锂的超强太赫兹脉冲源

高能太赫兹脉冲不仅包含极强的峰值电场（约 10 MV/cm），其峰值磁场也能够达到特斯拉量级。如此多的太赫兹光子压缩在接近 1 ps（10^{-12} s）的脉冲里面，让太赫兹与物质相互作用的瞬间就像打了一针"超快针"，物质还没反应过来，电磁相互作用却已经作用完毕了。在不破坏物质的情

神秘的太赫兹波

况下，将开辟一系列颠覆性前沿科学与应用领域。

基于超强太赫兹源，我们与德国电子同步加速器研究所合作制作了上千电子伏特量级的太赫兹电子枪，加速梯度是射频加速器的两倍[9]。同时，我们将多路强太赫兹脉冲耦合进多层波导中，通过精确控制它们的电场和磁场在空间和时间同步，合作实现了真空电子的六维（加速、减速、聚焦、散焦、压缩以及脉冲测量）操控[10]，并研究了强太赫兹脉冲在液态水中的克尔效应，率先观察到强场作用下的水分子取向和排列问题[11]。

强场太赫兹波与物质相互作用产生的非微扰非线性机理，是研制高速太赫兹器件和系统的基础。利用微焦量级太赫兹脉冲对电子的激发和加速引起的超快相变、带间隧穿、碰撞电离等新奇的物理效应，已在拓扑能带调控、量子材料相变、二维材料研究等方面展现出了巨大的应用潜力[12-14]。但由于受到太赫兹输出能量的限制和缺乏太赫兹频段的非线性材料，许多新物理和新现象还有待更强的太赫兹电磁场来激发。在提升强太赫兹光源输出能量的同时，借助新型结构获得更强的极端太赫兹条件是实现非线性器件的关键。

为获得极强的太赫兹局域场增强效应，我们设计了一类新的太赫兹纳米超表面结构，将强太赫兹脉冲耦合到具有 15 nm 缝隙的太赫兹超表面中，在极为有限的空间区域，利用超表面的谐振能力和纳米缝隙的极强局域场增强效应，激发衬底硅出现碰撞电离，实现了在纳米尺度下探测太赫兹非线性的独特方法，研制出了频率可精确调控的非线性太赫兹超表面器件。图 10 所示为该器件的工作原理图和强场诱导非线性频率调控结果[15]。该非线性太赫兹超表面与传统非线性太赫兹超材料的不同之处在于，太赫兹电磁场在仅为其波长的 1/33 000 尺寸的纳米缝隙处获得极强的局域场，不会对整个器件产生全局非线性效应。在改变太赫兹入射场强时，不会引起器件共振强度的极大变化，这为研究极端太赫兹科学、非线性太赫兹器件提供了新思路。

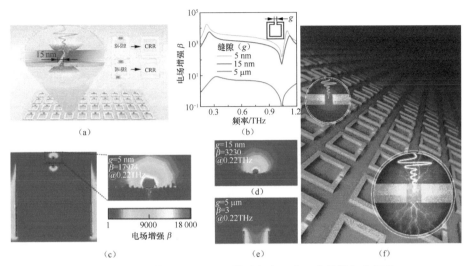

图 10　强场太赫兹脉冲在纳米缝隙超表面实现非线性频率调控

虽然在强太赫兹源的获取方面，我们已经位于世界前列，然而，追光的脚步不能停止，我们还希望能建造出更强的太赫兹大科学装置，旨在基于已掌握的强太赫兹源核心原理和关键技术，获取国际上能量最大（大于10 mJ）、功率最高（大于 10 GW）、应用最广的超强宽谱太赫兹源，刷新我们已获得的强太赫兹源世界纪录（1.4 mJ），并基于该强太赫兹源搭建极端太赫兹科学应用平台，在物理、化学、材料、生物、国防、天文、电子加速器等领域开辟一系列颠覆性前沿研究方向，极大地推动太赫兹波与物质强非线性相互作用的创新研究。极端太赫兹科学应用平台的总设计思路如图 11 所示。

基于以上研究基础和已获得的学术成果，要想进一步提升超强太赫兹源的水平，不仅需要深入研究基础理论，全面实现技术突破，还需更高能量的泵浦激光、更大的专属特色平台、更强的创新协作团队、更广的国际交流合作。极端太赫兹科学应用平台一旦建成，将有望成为可与同步辐射加速器和自由电子激光器等相媲美的国之重器，成为具有我国自主创新特色的大科学装置，让我国成为世界上太赫兹"最亮"的国家。

神秘的太赫兹波

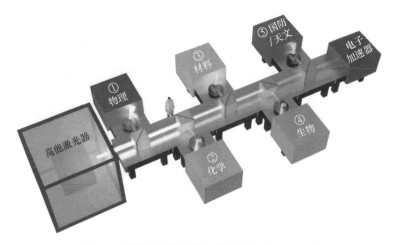

图 11　极端太赫兹科学应用平台的总设计思路

结语

　　如果从 1971 年开始计算，人类过去 50 年的太赫兹科学与技术的大部分研究停留在对宇宙的被动探索和对物质的被动探测上面，那么下一个 50 年，太赫兹科学将全面进入非线性太赫兹和极端太赫兹时代，太赫兹技术将聚焦无线通信和智能感知与成像应用。那时，人类将有可能利用这个特殊频段的电磁波与 DNA 和蛋白质直接相互作用，将癌症扼杀在摇篮里，让病毒现出原形，让高清视频无线传输快到无法想象的地步，让万物感知尽在掌控之中。但是，这一切都离不开一代又一代科学家们辛勤的汗水，更离不作为新一代"后浪"的青少年朋友们保持一颗天真而好奇的心，以及坚持不懈的"追光"精神！

参考文献

[1]　HU B B, NUSS M C. Imaging with terahertz waves[J]. Optics Letters 1995, 20(16). DOI: 10.1364/ol.20.001716.

[2] YANG K H, RICHARDS P L, SHEN Y R. Generation of farinfrared radiation by picosecond light pulses in LiNbO$_3$[J]. Applied Physics Letters, 1971, 19(9): 320-323.

[3] HEBLING J, ALMASI G, KOZMA I, et al. Velocity matching by pulse front tilting for largearea THz-pulse generation[J]. Optics Express, 2002, 10(21): 1161-1166.

[4] WU X J, CALENDRON A L, RAVI K, et al. Optical generation of single-cycle 10 MW peak power 100 GHz waves[J]. Optics Express, 2016, 24(18): 21059-21069.

[5] WU X J, ZHOU C, HUANG W R, et al. Temperature dependent refractive index and absorption coefficient of congruent lithium niobate crystals in the terahertz range[J]. Optics Express, 2015, 23(23): 29729-29737.

[6] WU X J, CARBAJO S, RAVI K, et al. Terahertz generation from lithium niobate driven by Ti:Sapphire laser pulses and its limitations[J]. Optics Letters, 2014, 39(18). DOI: 10.1364/OL.39.005403.

[7] WU X J, MA J L, ZHANG B L, et al. Highly efficient generation of 0.2mJ terahertz pulses in lithium niobate at room temperature with sub-50fs chirped Ti: sapphire laser pulses[J]. Optics Express, 2018(26). DOI: 10.1021/acsami.7b18815.

[8] ZHANG B L, MA Z Z ,MA J L, et al. 1.4-mJ High energy Terahertz radiation from lithium niobates[J]. Laser & Photonics Reviews, 2021, 15(3). DOI: 10.1002/lpor.202000295.

[9] HUANG W R, FALLAHI A, WU X J, et al. Terahertz driven, all-optical electron gun[J]. Optica, 2016, 3(11): 1209-1212.

[10] ZHANG D F, FALLAHI1 A, HEMMER M, et al. Segmented

神秘的太赫兹波

Terahertz Electron Accelerator and Manipulator (STEAM)[J]. Nature Photonics, 2018(12): 336-342.

[11] ZALDEN P, SONG L W, WU X J, et al. Molecular polarizability anisotropy of liquid water revealed by terahertz-induced transient orientation[J]. Nature Communications, 2018, 9(1). DOI:10.1038/ s41467-018-04481-5.

[12] PELLER D, KASTNER L Z, BUCHNER T, et al. Sub-cycle atomic-scale forces coherentlycontrol a single-molecule switch[J]. Nature, 2020(585): 58-62.

[13] SIE E J, NYBY C N, PEMMARAJU C D, et al. An ultrafast symmetry switch in a Weyl semimetal[J]. Nature, 2019, 565(7737): 61-66.

[14] LI X, QIU T, ZHANG J H, et al. Terahertz field–induced ferroelectricity in quantum paraelectric $SrTiO_3$[J]. Science, 2019(364): 1079.

[15] DONG T, LI S X, MANJAPPA M, et al. Nonlinear THz-nano metasurfaces[J]. Advanced Functional Materials, 2021. DOI: 10.1002/adfm.202100463.

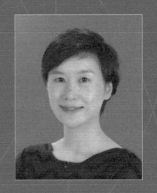

　　吴晓君，北京航空航天大学"卓越百人计划"副教授，博士生导师，北京市青年骨干，德国洪堡学者，国际红外毫米波太赫兹学会首届青年女科学家奖获得者。长期从事光学太赫兹光源及其应用方面的研究，在超强太赫兹源、功能器件及应用等方面取得了一些重要突破。在 *Nature Photonics*，*Nature Communications*，*Advanced Materials* 等国际知名期刊上发表 SCI 学术论文 60 余篇，已授权专利 15 项，做国际会议特邀报告 40 余次。主持多项国家自然科学基金、北京市自然科学基金、国防预研等项目。

微纳机器人

北京航空航天大学机械工程及自动化学院

冯　林

机器人是人工智能的重要载体，也是现代科学与技术交叉和综合的体现。随着机器人技术和工业的飞速发展，机器人已从传统的制造业进入人类的工作和生活领域，并且随着具体需求范围的不断扩大、人们对微纳领域研究的不断深入，机器人结构和形态的发展也日趋多元化。体积小、可集群协同作业的微纳机器人应运而生并作为机器人领域的综合性前沿技术，正逐渐成为生物工程、遗传技术、微机电设备、纳米材料、微外科手术、靶向给药等科研领域的研究热点，在过去的近二十年中，世界各国和科学组织相继发布了开展微纳机器人研究和发展的计划，我国也正成为推动微纳机器人发展的重要力量之一。那么，究竟什么是微纳机器人？它与传统的宏观机器人相比有哪些优势？未来的发展会有哪些走向？下面我们一起来探秘、学习。

什么是微纳机器人

机器人产业的发展使机器人在工业中得到了广泛应用，如图 1 所示，机器人学已发展成为综合性学科，是当今世界科学技术发展最活跃的领域之一[1]。但在很多特定的情况下，如体内介入诊断和治疗、细胞三维结构组装、军事侦察与情报收集等，要求机器人要具有微小的体积与更大的灵活性、机动性，宏观机器人明显难担此任，因此微纳机器人应运而生。微纳机器人是指能够将其他能量转换成动能或者动力的微纳尺度装置，运动位移一般为微米量级（ 1 ～ 100 μm ）、分辨率和定位精度在亚微米级至纳米级（ 1 ～ 100 nm ）的一类新型机器人。它将机器人系统应用到微纳操作中，以机器人技术实现微纳操作过程的实时信息反馈，借助反馈信息对操作进行在线调节与控制。随着微纳米技术这一新兴、边缘、交叉前沿科学技术的不断发展，微纳机器人在精细操作、精密定位、精密制造、微机电系统装配、生物医学、光学定位、精密测量等诸多领域有着越来越举足轻重的地位，是我国的制造强国战略中需要大力发展的重点领域之一。

微
纳
机
器
人

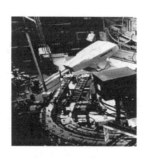

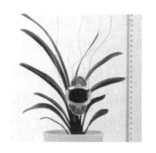

（a）第一代可编程机器人 Unimate　　　　　（b）软体爬壁机器人

图 1　与时俱进、日益发展的机器人

我们先对微纳米尺度特征（见图 2）有一个了解：1 μm=10^{-6} m，1 nm=10^{-9} m，1 nm 相当于 4 ～ 5 个硅原子排列起来的长度，接近于发丝直径（约 100 μm，人肉眼的极限分辨率）的十万分之一。

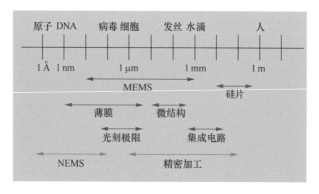

图 2　微纳米尺度特征

这样微小的物体主要依赖微机电系统（microelectromechanical systems，MEMS）——尺寸为几毫米乃至更小的高科技装置来制备与控制，其内部结构一般为微米甚至纳米量级，是一个独立的智能系统。因本身形状尺寸微小或操作尺度极小，MEMS 是当前微纳米技术中最为核心的技术代表、最具活力和现实意义的领域，并以纳米机电系统（nano-electromechanical system，NEMS）为深入发展方向。MEMS 是建立在微米 / 纳米基础上的 21 世纪前沿技术，是指对微米 / 纳米材料进行设计、加工、制造、测量和控制的技术。MEMS 是随着半导体集成电路微细加工技术和超精密机械加工技术的发展而发展起来的，目前 MEMS 加工技术还被广泛应用于微流控芯片与合成生物学等领域，从而进行生物化学等实验室技术流程的芯片集成化。完整的 MEMS 由微传感器、微执行器（动作器）、电源（能源）以及信号处理和控制电路、通信接口等部件组成。

现阶段的 MEMS 的范畴进一步扩大，泛指任何具有机械功能的微观设备，并且可以实现批量制造，满足更小、更轻、更快速、更经济的要求。MEMS 的加工技术包括微细机械加工技术、表面成膜、纳米结构自组装以及微纳生物加工等，涉及微摩擦学、微纳流体力学、微机构动力学、分子装配技术等相关理论知识。近年来，MEMS 正逐步加速向具有信号处理功能的微传感器芯片，以及能够完成独立功能的"芯片实验室"方向发展，如利用微流控芯片设计、制备研究微生物种群增长的微流控恒化器［见图 3（a）］，包含复杂的管路系统、高密度气动阀门等[2]，或同样基于微流控芯片设计的免疫检测诊断设备［见图 3（b）］，体积小、成本低、易于携带操作等优势格外明显[3]。

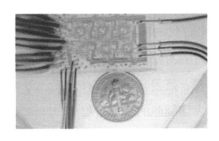
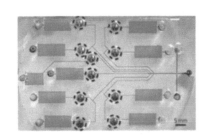

(a) 微流控恒化器　　　　　　　　　　(b) 免疫检测诊断设备

图 3　微流控芯片技术

微纳米技术发展溯源

1959 年 12 月 29 日，著名物理学家、诺贝尔奖获得者理查德·费曼在美国物理学会年会上的演讲中将学者目光聚焦到至小至微处，在原子、分子的微观尺度制备、操纵物体。这一富有远见的报告提出了关于纳米技术的最早构想，被视为微纳米技术概念的灵感来源。

1962年，日本东京大学的久保亮五教授提出了量子限制理论，推动实验物理学向纳米尺度进行探索。

1974年，坦尼盖茨（Taniguchi）最早使用纳米技术（nanotechnology）一词描述精细加工，强调当时的微米技术已经不足以满足工业界的要求，需要新的技术与新的精度标准。

1981年，扫描隧道显微镜（STM）这一微观表征技术的发明被广泛视为纳米元年。

1985年，英国科学家克罗托（Kroto）等利用激光加热石墨并在甲苯中形成碳的团簇而制备成了C60与C70，极大地拓展了碳的同素异形体的数目，具有独特的化学和物理性质以及在技术方面潜在的应用，引起了科学家们将其应用在纳米技术方面的强烈兴趣。

1990年，美国贝尔实验室成功制造了一个只有跳蚤大小的纳米机器人，它由许多齿轮等微小零件、涡轮机及微计算机组成。

2000年，美国波士顿大学制造出仅由78个原子的分子马达。

进入21世纪后，制造技术作为各个时代的核心基础技术，已从电子制造的信息时代逐渐向生物/微纳制造的纳米时代发展，微纳机器人这一领域的研究在全世界范围内受到高度重视，蓬勃发展，方兴未艾。图4所示为包覆了光敏剂与抗癌药物的仿生纳米红细胞的构建过程[4]。

微纳机器人的驱动方式及应用领域

在微纳机器人领域，如何在实现精准的自主或半自主运动是将机器人小型化为微米或纳米的尺寸后需要解决的核心问题。微纳机器人的运动面临着低雷诺数环境和布朗运动两大挑战，目前微纳机器人的驱动方式大致可分为物理驱动、化学驱动、生物驱动与混合驱动，用来实时检测与控制微纳机器人的运动位置和速度。其中常见的驱动方式包括磁场驱动、声驱动、化学反应驱动等。

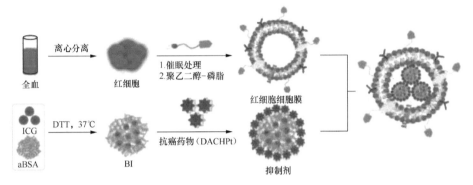

图 4　包覆了光敏剂与抗癌药物的仿生纳米红细胞的构建过程

磁场驱动具有可穿透能力强、可无损伤的优点，并且驱动控制过程中可直接通过控制微机器人所受到的磁力和磁力矩大小实现位置和姿态控制，因此具有良好的可控性。磁场驱动的微纳机器人主要包括螺旋线型、表面运动型和可变形型等[5]。目前，磁力微机器人驱动系统主要可分为两大类：永磁驱动系统和电磁驱动系统，电磁驱动系统又可分为基于匀强磁场、梯度磁场、复合磁场驱动的电磁驱动系统。例如，2010 年，Park 等[6]提出了一种由 Helmholtz 线圈、Maxwell 线圈、马鞍形梯度线圈以及马鞍形匀强线圈组成的复合线圈电磁驱动系统，如图 5 所示，可以分别产生匀强磁场和梯度磁场，可同时对微纳机器人的姿态和受到的磁场梯度力进行控制，可控性更高。

声驱动是指利用声波产生的能量驱动微纳机器人，通过控制气泡在不同频率声波下的响应来控制微纳机器人的平移速度与旋转速度，一般具有较大的驱动力，所以容易对生物材料造成不可逆的损害。北京航空航天大学冯林团队[7]成功地利用超声流体操纵原理制备的声控芯片机器人对猪卵母细胞进行捕获和旋转操作（见图 6），有效避免了外界环境对细胞的侵染，极大地提高了操作控制精度。

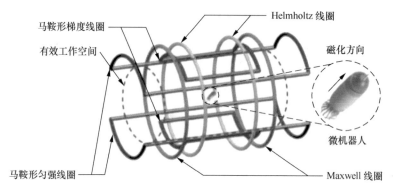

图 5　复合线圈电磁驱动系统

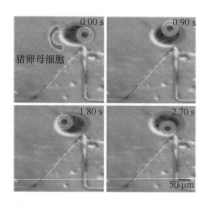

图 6　声控芯片机器人对猪卵母细胞进行捕获和旋转操作

随着研究者对微纳机器人的研究越来越深入，传统而单一的驱动方式已再难满足所有要求，探索混合驱动方法势在必行。例如，光电镊将亮度相对较低的简单光源同光电技术相结合，从而使科学家能够捕捉到他们希望研究的细胞等微小物体。哈尔滨工业大学的贺强团队[8]研发了一种声动力和磁导航模拟红细胞的微型电机，能够主动运输氧气和光敏剂以增强光动力治疗效率［见图 7（a）］。Ahmed 等[9]提出了一种声 - 磁控制的微纳机器人设计方案，在聚合物基质中包覆微腔和超顺磁性粒子，微腔在受到超声刺激时会产生微气泡振动，从而产生推进力，而超顺磁性粒子以链的形式排列，可以确保在外部磁场中受控运动［见图 7（b）］。

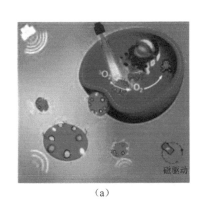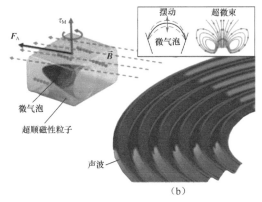

摆动　　超微束
微气泡

τ_M
F_A
B
微气泡
超顺磁性粒子
声波
磁驱动

（a）　　　　　　　　　　　　　　　（b）

图 7　日趋多元的混合驱动的微纳机器人

随着生物医学、微纳米技术和机器人学等学科之间的交叉渗透，微纳机器人作为机器人研究领域的重要分支在生物医学领域（靶向给药、无创手术、单细胞操作、疾病诊断等）有重要研究意义。

基于细胞（红细胞、血小板、精子、细菌等）设计的微纳机器人体积微小、操作灵活、控制精度高，并且一定程度上保持了源细胞的固有性质，如内在的肿瘤归巢性、可穿过血 - 脑屏障与血 - 肿瘤屏障，因此能逃避单核巨噬系统（MPS）的免疫清除作用，促进了生物医学向个体化的精准医学时代发展。纳米机器人可以在人体血管内穿行，通过外部控制或特殊的肿瘤微环境设计 pH 值响应、炎症趋向性或温度响应的微纳机器人可以靶向到目的部位并富集，相对于传统的化疗方法大大提高了给药效率、降低了全身给药的毒副作用，并有更长的药物循环时间和更理想的组织分布。

微纳机器人在生物医学工程的组织工程中应用同样引人瞩目，它是自下而上的微组织体外重构的有力辅助手段，为实现细胞生长支架的自动化组装、不再同接触式微组装一样受到机械系统的影响提供了全新的研究路线。微纳机器人还可以通过化学反应或物理刺激来转运单个细胞[10]。例如，利用 Mg 微纳机器人与巨噬细胞整合在一起来中和内毒素［见图 8（a）］。大肠杆菌微纳机器人则通过生物素 - 亲和素 - 生物素功能化来转运活红细胞［见图 8(b)］，而红细胞可以作为纳米生物海绵发挥吸附、中和成孔毒素的作用。

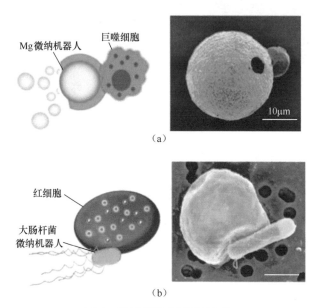

图 8　微纳机器人搬运单细胞

　　微纳机器人可以很容易地在体内定位和引导，甚至发送信号诱导触发释放，因此可助力当前的医学成像。与微纳机器人联合使用的成像方式包括光学、磁性、声学和放射性核素成像。香港中文大学 Zhang Li 团队[11]已使用由螺旋微藻制成磁螺旋微掠器，该微藻涂有超顺磁性磁铁矿（Fe_3O_4）纳米粒子。在这种情况下，磁性涂层可作为引擎将外部磁场转换为运动并用作成像对比度，从而无须进行任何其他表面修饰。磁性微纳机器人的大鼠体内磁共振横断面成像实验证明了其追踪老鼠胃内微结构的能力，如图 9 所示。

　　在国际局势风云变幻的今天，在军事领域，微纳机器人会有何作为？美国物理学家、"氢弹之父"爱德华·泰勒教授，早在 20 世纪 80 年代就预言：哪个国家率先掌握微纳机器人技术，就一定会在 21 世纪的世界军事领域里占据主导地位。目前，各主要军事大国正在积极进行军用微纳机器人的研发，并已成功研制出数十种微纳机器人用的元器件；微纳机器人部队将在一些实验室或生产在线整装待发。同时微纳机器人在环境治理、能源勘测等也逐渐崭露头角。

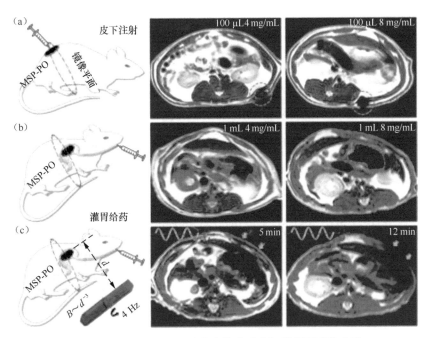

图9　磁性微纳机器人的大鼠体内磁共振横断面成像实验

结语

　　微纳机器人的发展从未停歇，并且随着实际需求的不断增多，其发展面对着诸多挑战。随着不同的制备方法和推进方式的提出，其运动速度和运动效率也得到了很大的提高。但微纳机器人大多缺乏精确的轨迹控制能力（如精准的集群控制能力），因此需要通过改进机器人的结构设计与驱动原理来解决。同时也需要探索更能满足环境适应性与生物兼容性的新材料，如满足在血液、肿瘤微环境内的操控与工作要求。微纳机器人尽管在设计的创新性有很大的可行性，但大部分微纳机器人目前仍处于技术积累阶段，工业化生产和具体的实际应用仍比较遥远[12]。相信未来的学者可以不断突破技术瓶颈，不再受限于材料、设计方法、驱动控制技术等，彻底实现具有复杂功能的微纳机器人的智能化、多元化利用。

参考文献

[1] GU G, ZOU J, ZHAO R, et al. Soft wall-climbing robots[J]. Science Robotics, 2018, 3(25). DOI: 10.1126/scirobotics.aat2874.

[2] WEIBEL D B, KRUITHOF M, POTENTA S, et al. Torque-actuated valves for microfluidics[J]. Analytical Chemistry, 2005, 77(15): 4726-4733.

[3] WHITESIDES G M. The origins and the future of microfluidics[J]. Nature, 2006(442): 368-373.

[4] LIU W, RUAN M, WANG Y, et al. Light-triggered biomimetic nanoerythrocyte for tumor-targeted lung metastatic combination therapy of malignant melanoma[J]. Small, 2018(14). DOI: 10.1002/smll.201801754.

[5] 邓兴泓, 张安宁, 李天龙, 等. 磁场驱动柔性微纳机器人研究进展[J]. 科技导报, 2017, 35(18): 39-43.

[6] JEON S, JANG G, CHOI H, et al. Magnetic navigation system with gradient and uniform saddle coils for the wireless manipulation of micro-robots in human blood vessels[J]. IEEE Transactions on Magnetics, 2010, 46(6): 1943-1946.

[7] FENG L, SONG B, ZHANG D, et al. On-chip tunable cell rotation using acoustically oscillating asymmetrical microstructures[J]. Micromachines, 2018, 9(11). DOI: 10.3390/mi9110596.

[8] GAO C, LIN Z, WANG D, et al. Red blood cell-mimicking micro-

motor for active photodynamic cancer therapy[J]. ACS Applied Materials & Interfaces, 2019(11): 23392-23400.

[9]   AHMED D, DILLINGER C, HONG A, et al. Artificial acousto-magnetic soft microswimmers[J]. Advanced Materials Technologies, 2017, 2(7). DOI:10.1002/admt.201700050.

[10]   SOTO F, WANG J, AHMED R, et al. Medical micro/nanorobots in precision medicine[J]. Advanced Science, 2020, 7(21). DOI: 10.1002/advs.202002203.

[11]   YAN X, ZHOU Q, VINCENT M, et al. Multifunctional biohybrid magnetite microrobots for imaging-guided therapy[J]. Science Robotics, 2017, 2(12). DOI: 10.1126/scirobotics.aaq1155.

[12]   YU H, TANG W, MU G, et al. Micro-/nanorobots propelled by oscillating magnetic fields[J]. Micromachines, 2018, 9(11). DOI: 10.3390/mi9110540.

微纳机器人

冯林，工学博士，北京航空航天大学"卓越百人计划"副教授、博士生导师，北京市"科技新星"，日本 GCOE、JSPS 学者，北京航空航天大学歌尔研究院智能制造中心副主任，中国机械工程学会生物制造工程分会副主任委员，国际机器人大会 IROS 2019 年微纳米机器人分会主席，中国医药生物技术协会 3D 打印技术分会生物材料学组副组长。国际机器人自动化大会（ICRA，IROS）副主编。荣获 8 项国际机器人与机械领域奖项，ICRA 2012（IEEE 国际机器人与自动化大会）、WRC 2019（世界机器人大会）最佳论文奖以及日本机械学会优秀青年研究学者奖等。主持科技部 2019 年国家重点研发计划"靶向药物输送场控微纳机器人精准化技术与医用基础研究"等 10 余项国家级、省部级项目；发表论文 100 余篇，其中 SCI/EI 论文 70 余篇，授权专利 10 余项。

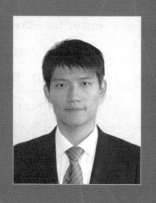

新型骨科手术刀
——飞秒激光

北京航空航天大学机械工程及自动化学院

王翼猛　管迎春

激光具有极好的方向性、单色性、相干性和极高的光源亮度，问世短短 60 年以来，在军事、通信、勘探、医疗、制造、测绘、娱乐等领域大放异彩。飞秒激光是人类目前在实验条件下所能获得的最短脉冲激光之一，其在瞬间发出的巨大功率比全世界发电总功率还大，在超精细微加工、高密度信息储存和记录、环境污染检测等方面大显身手，有人预言飞秒激光将对新能源的产生发挥重要作用。与此同时，飞秒激光在临床医疗，尤其骨科手术方面做出了突出贡献，被称为骨科手术中一把与众不同的光刀。那么，到底什么是飞秒激光？它的发展经历了什么？它在骨科手术中又有哪些特点和应用呢？下面让我来一一解答。

一种奇妙的光

说起中国古代"四大发明"，想必大家一定耳熟能详，但 20 世纪人类的"四大发明"，又是什么呢？它们就是原子能、半导体、计算机和激光，如图 1 所示。激光技术其实很年轻，它的理论基础来源于一百年前，距离它"呱呱坠地"也仅仅 60 年。如果说我们生活中普通的光是商业街的人流，那么激光就是训练有素的阅兵方阵。相较于其他的光源，激光在各个领域表现出色，被人们誉为"最快的刀""最准的尺"和"最亮的光"。

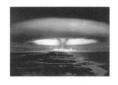 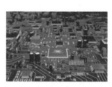 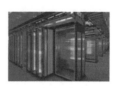 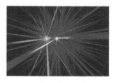

(a) 原子能　　　　(b) 半导体　　　　(c) 计算机　　　　(d) 激光

图 1　20 世纪人类的"四大发明"

1917 年，爱因斯坦提出了一套"光与物质相互作用"的理论，即原子中高能级电子受光子的激发跃迁到低能级上，将会辐射出与激发它的光子相同性质的光，而且在某种状态下，能出现一个弱光激发出一个强光的现象，叫作光的受激辐射放大（light amplification by stimulated emission of radiation），简称激光（Laser）。产生激光的前提条件是实现粒子数的反转，也就是说，高能级上的粒子数量要大于低能级上的，这与平衡态下粒子统计分布律相违背。在爱因斯坦提出激光理论43年之后（1960年的5月16日），美国加利福尼亚州Hughes实验室的Theodore Maiman等获得了人类有史以来的第一束激光［为了纪念这一重大的历史事件，联合国教科文组织在2018年宣布将这一日定为"国际光日"（international day of light，IDL）］。仅在一年之后，中国科学院长春光学精密机械与物理研究所（简称中科院长春光机所）就研制出了我国第一台红宝石激光器。1964年10月，中科院长春光机所主办的《光受激发射情报》杂志编辑部致信钱学森，请他为Laser取一个中文名字，钱学森建议中文名为"激光"。同年12月，由严济慈主持召开的第三届光量子放大器学术会议讨论后正式采纳了钱学森的建议，将Laser正式译为"激光"。图2所示为激光发展史上做出过里程碑式贡献的科学家。

自1960年第一台激光器问世以来，科学家们从未停止寻求更大突破，在这个过程中诸多新技术、新方法不断涌现。调Q技术将激光能量压缩到宽度极窄的脉冲中，使激光光源的峰值功率提高几个数量级，从而产生出纳秒级的激光脉冲。后来，锁模技术又将脉冲宽度缩短到皮秒（10^{-12}s）量级。到了20世纪80年代，飞秒（10^{-15}s）量级激光登场，超快激光诞生。目前获得超快激光的基本方法是2018年诺贝尔物理学奖获得者热拉尔·穆鲁和唐娜·斯特里克兰发明的啁啾脉冲放大技术（见图3）。激光技术的发展不断冲击"最小脉冲宽度"的极限，真可谓"没有最快，只有更快"。

除了激光技术的不断升级以外，激光应用的领域也飞速拓宽，如图4所示。2015年，美国科研人员利用激光干涉引力波天文台首次探测到引力波；1981年，在高锟带领下，世界上第一个商用的光纤通信系统问世，激光在通信方面崭露头角；1971 年，英国籍匈牙利裔物理学家 Dennis Gabor 利用全息摄像将激光带入艺术世界；1983 年，里根总统提出了应用于"星球大战"的太空激光武器，将激光带入军事考量。纵观诺贝尔奖百年历史，其物理学奖中约 40% 都直接或间接来源于光学领域，并且自 1960 年激光问世后，几乎所有与光学相关的诺贝尔物理学奖都能找到激光的身影。

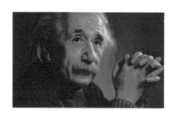

(a) 爱因斯坦

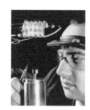

(b) Maiman 和他的激光器

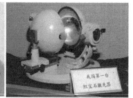

(c) 王之江院士及我国第一台红宝石激光器

图 2　激光发展史上做出里程碑式贡献的科学家

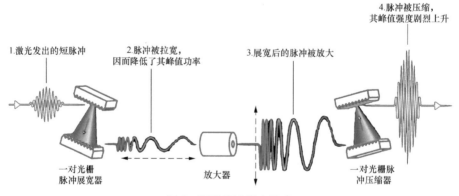

图 3　啁啾脉冲放大技术

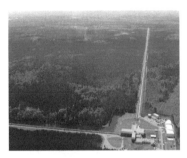 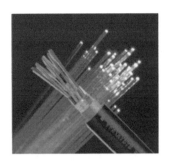

(a) 激光干涉引力波天文台观测引力波　　　(b) 通信应用光纤与光缆

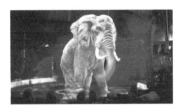 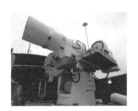

(c) 全息影像表演　　　　　　　　　　(d) 激光武器

图 4　激光技术典型应用

新型骨科手术刀——飞秒激光

飞秒激光光源的产生及发展

飞秒（femto second, fs）激光诞生于 20 世纪 80 年代初。自诞生之日起，就有科学家预言，飞秒激光将是所有激光中应用最广泛的一种激光技术，原因有两个：一是飞秒激光可以做其他激光不可能做的事；二是其他激光可以做的事，飞秒激光能够做得更好。30 多年的飞秒激光发展史正使这一预言变为现实。

1981 年，首台液体（染料）飞秒激光器［见图 5（a）］诞生，开辟了飞秒激光在基础科学超快过程中的研究。1991 年，固体（钛宝石）飞秒激光器［见图 5（b）］诞生，不仅实现了飞秒激光在强场物理等基础学科的新应用，而且进一步拓宽了辐射光源、核聚变快速点火等大科学工程以及微纳精密加工等新技术领域。21 世纪初，具有光子晶体微结构特征的光纤飞秒激光器［见图 5(c)］诞生，将飞秒激光应用推向了一个新阶段，大大促进了飞秒激光在各个领域的普及化。近年来，研究人员先后开展了飞秒激光在频率变换、微纳精密加工、太赫兹波、精密测距和生物光子学等前沿技术中的应用研究。

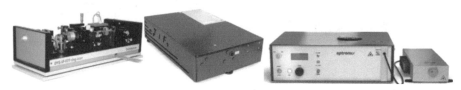

(a) 液体（染料）飞秒激光器 (b) 固体（钛宝石）飞秒激光器 (c) 光纤飞秒激光器

图 5 典型飞秒激光器

飞秒激光的特点

飞秒激光主要有三个特点：一是脉冲宽度极窄；二是脉冲峰值功率极高；三是覆盖频谱范围极广。飞秒激光脉冲持续时间为 10^{-15} s，即 1 fs，相当于电子绕原子核半周的时间。在 1 fs 的时间内，光仅传播了 0.3 μm（光速取 3×10^5 km/s），可见飞秒这一时间单位之微。这样极端微小的时间在人们所看到的宏观世界里是无法找到其踪迹的。但是，在由基本粒子所组成的微观世界里，其运动状态的改变常常发生在飞秒量级的时间尺度里，如分子的能量转移、化学键的破裂和形成、原子的横向弛豫和纵向弛豫、半导体中载流子的激发和复合等。正是由于这个缘故，在飞秒激光诞生后的相当长的一段时间内，飞秒激光主要是用来研究物理、化学和生物领域微观过程的超快现象，解释了大量原子、分子微观运动规律，成为多个基础学科研究领域中相当引人瞩目并获得累累成果的研究方向。

飞秒激光的峰值功率是指脉冲持续时间内所具有的瞬时功率，峰值功率高达 10^{12} W（太瓦）以上，相当于全世界发电总功率之和。目前飞秒激光放大系统可以输出高达 10^{15} W（拍瓦）峰值功率的飞秒脉冲。如此超强峰值功率的飞秒激光脉冲聚焦之后其焦点区域内所具有的电场强度远远超过原子核对其价电子的库仑电场。在其作用下，任何固态、液态和气态的物质都会在瞬间变成等离子体。正在兴起的飞秒激光微纳精密加工技术也正是利用了飞秒激光超高峰值功率这一特点，在晶格热传导过程还来不及发生时，飞秒激光已经在微纳尺度内完成了去除物质或使其改性的物理过程。图 6 所示为利用飞秒激光等离子体光刻技术（FPL）微纳加工氧化石墨烯（GO）薄膜。

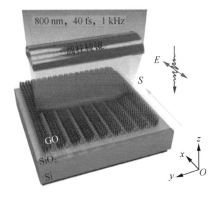

图 6　利用飞秒激光等离子体光刻技术（FPL）微纳加工氧化石墨烯（GO）薄膜[1]

当前由飞秒激光器直接输出的波长主要集中在 0.8 ～ 1.5 μm 的近红外波段，但是飞秒激光在晶体中的二倍频、四倍频、六倍频效应可将近红外的飞秒激光变换至可见、紫外、极紫外和真空紫外波段，直至 150 nm，与高次谐波的软 Xi 频段相接。飞秒激光覆盖光谱范围极广的另一层含义是，一个脉冲宽度数十飞秒的脉冲可包含高达百万个频谱成分，相当于上百万个具有不同中心波长的保持相等频率间隔的连续波（CW）激光器。飞秒激光的这一特性在计量标准和精密测量中获得了重大应用。图 7 所示为基于可调谐激光光源的光谱辐射定标装置。

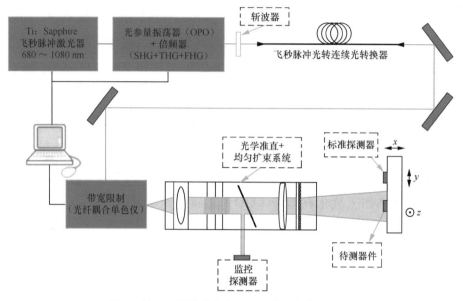

图 7　基于可调谐激光光源的光谱辐射定标装置

飞秒激光应用于骨科手术

　　激光医学是专门用激光技术来研究、诊断和治疗疾病的学科，1981年由世界卫生组织设立。相较于传统手术方案，激光医疗高效精确、可以减小手术影响的区域，缩短手术时间，其造成的疼痛、肿胀、疤痕等副作用更少，痊愈周期更短。目前，激光医疗应用已涉及心血管、癌症、眼、耳、鼻、喉、口腔、皮肤、妇科、骨科以及美容等领域，如图 8 所示。其中，在骨科方面，国际上的研究尚在实验室探索阶段。课题组针对这一现状，系统开展了飞秒激光面向骨科临床应用的研究工作。

　　随着社会现代化发展以及全球老龄化趋势的加剧，世界范围内脊柱疾病、关节损伤、骨科创伤的发病率逐年增加，骨骼已经成为人体第二大移植器官。骨钻孔和切割截骨是骨科移植手术中最常用的操作。传统骨科手术采用的是机械钻孔和切割，其手术器械如图 9（a）所示，这种方式容易造成机械损伤和热损伤,增加了神经、周围软组织损伤及感染风险。目前国内仅骨关节置换手术每年就高达 470 万例,由于钻削问题造成的经济损失达数十亿元人民币。因此,急需探索一种操作速度快、骨组织切割准确、手术安全的新型骨组织切削技术。与传统机械加工技术相比,超快激光加工具有效率高、精度高、易实现自动化、不受加工基体限制等特点。采用飞秒激光作为手术刀,具有降低出血量、降低感染率、减少损伤、减轻术后疼痛和水肿等诸多优势,并且能与现有的骨科机器人和骨加工先验模型等技术手段有效结合,受到了广泛关注。图 9(b) 所示为搭载低温切除术的 LBR Med 理疗机器人。

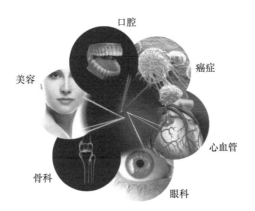

图 8　激光技术在医疗领域的典型应用

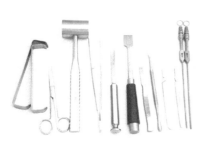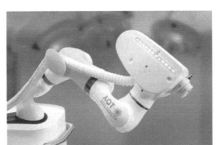

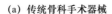

(a) 传统骨科手术器械　　　　(b) 搭载低温切除术的 LBR Med 理疗机器人

图 9　骨组织切削技术

新型骨科手术刀——飞秒激光

1. 高效低热的大结构尺寸骨科手术

自激光被用于医学领域以来，激光消融骨组织就受到国内外的广泛关注。1982年，Srinivasan 和 Mayne-Banton 首先发现了光的消融现象。1991年，Joseph 等利用脉冲激光消融牛胫骨，发现消融阈值随波长的增大而增大，过大的能量密度容易对骨组织造成损失。针对激光切割骨方面，英国曼彻斯特大学的 Charlton 等比较了三种红外激光（Er:YAG、Ho-YAG、CO_2）对骨的切割效果，发现 Er:YAG 激光切割骨的效率最高，二次损伤最小。在钻孔方面，瑞士巴塞尔大学的 Lina 等[2]采用 Er:YAG 激光器，研究了在不同水冷条件下，激光对猪股骨的钻孔效果，实现了 0.7 mm 孔径无碳化加工。目前报道的用于骨加工的激光器主要为连续波或脉宽在纳秒以上的中远红外激光器，它利用骨组织中的水和羟磷灰石等成分对中远红外光的强烈吸收产生的热机械作用，实现骨组织的快速去除。这虽然避免了与骨组织的直接接触而造成的机械损伤，但由于去除过程热效应明显，热损伤（碳化）仍是限制激光切割骨组织应用的主要问题，如图 10 所示。

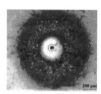

图 10　长脉冲激光烧蚀骨组织导致的热损伤（碳化）

随着飞秒激光技术的日趋成熟和飞秒激光器制造成本的逐年下降，具有低热效应、高精度和无材料选择性的飞秒激光加工技术为临床需求骨加工提供了一种重要途径，如图 11 所示。针对大结构尺寸骨手术，现有的飞秒激光设备的骨去除效率较低，目前文献中最高的骨去除效率为 0.01 mm³/s[3]，远低于机械加工的骨去除效率 5 mm³/s[4]，因此飞秒激光的骨去除效率是限制其临床应用的关键因素。

我们课题组基于自主研制的智能化飞秒激光精密加工系统，成功地在与人骨类似的新鲜羊胫骨上实现了直径 2.5 ～ 6 mm、深度 5 mm 的钻孔，骨去除效率提升至 0.99 mm³/s，同时还进一步系统研究了激光骨去除效率与激光加工参数的映射关系，获得了理论上最大的骨去除效率为 8.23

mm³/s。此外，我们课题组采取水冷和气冷方式对飞秒激光骨钻削过程进行降温，实现了钻削过程骨下组织无损伤、周边骨组织热扩散温度不超过45℃、热影响面积不超过切削面积 20% 的优良效果[5]，获得了临床骨科医生的高度认可。

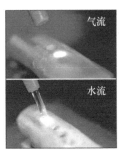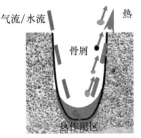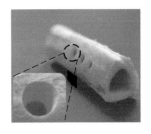

图 11　飞秒激光钻骨加工过程

2. 精准定位、在线监测手术机器人

激光骨加工的高效率源于高能流密度，这同时也增加了手术风险，激光热效应可能给骨组织、脊髓、神经根等造成不可逆伤害。因此，如何在保证飞秒激光骨消融速度的情况下，精确控制热聚焦位置，减少热影响，提高激光在骨钻削中的安全性成为另一个亟待解决的问题。我们课题组在研究飞秒激光与材料相互作用机理基础上，利用飞秒激光在除骨过程中产生的等离子体，作为加工过程区分不同组织的特征光信号，实现了基于光谱响应的骨加工实时在线监测。

另外，我们课题组根据飞秒激光与骨组织相互作用过程中产生的二次谐波信号，实时掌握激光穿透骨深度与输入能量的关系，实现了激光聚焦位置的安全保障控制[6]。该技术突破了激光骨科手术机器人热损伤及反馈控制技术壁垒，对于支撑"健康中国"战略，具有重要意义。

3. 高性能骨科植入物

早在 1912 年，Robert Jones 就利用金箔制作了骨科金属植入物。一

新型骨科手术刀——飞秒激光

个多世纪以来，以金属材料为主的诸多人造植入物广泛应用于临床骨骼，如图 12 所示。

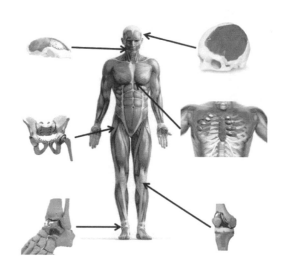

图 12　常用骨科植入物

镁合金以其出色的生物降解性能及机械力学性能，成为骨科植入物的理想材料之一。然而，在生理环境中的快速降解、骨整合不足等问题限制了其临床应用。为解决镁合金腐蚀速度过快等表面性能不佳问题，我们课题组采用激光微细组合制造技术制备镁合金功能表面，成功将镁合金腐蚀速度调控至人体容许水平，并进一步提高了其硬度和耐磨性，且不会降低弹性模量。与此同时，通过实现第二相溶解和均匀固溶等综合效果，显著提高了 Mg-Gd-Ca 合金的耐蚀性[7]。结果显示，在体外培养中，小鼠胚胎成骨细胞（MC3T3-E1）在激光改性表面上表现出良好生存能力和黏附行为。同时，由于各向异性和持续的机械刺激作用，MC3T3-E1 细胞沿微纳纹理方向明显拉长，实现了对表面细胞行为调控及耐蚀性、耐磨性的提升[8]。

植入物感染是骨科手术最严重的并发症之一。有文献报道，采用传统植入物材料，骨折内固定与人工关节置换后的感染率分别为 5% ～ 20%

和 0.5% ～ 2%。一旦感染，往往需要多次手术甚至截肢。理想的植入物应能促进骨整合，防止细菌黏附及感染。为了减少和消除细菌在植入物表面的黏附以及生物被膜的形成，研究人员开发出多种表面改性技术用于构建具有抗菌功能的植入物表面，其中构建仿生抗菌表面是目前的研究热点（见图 13)[9]。由于骨科植入物的制备对精密度、安全性、光洁度、卫生条件等有特别要求，传统的纳米结构制备方法，如机械去除、等离子喷涂、烧结、电化学沉积等，在加工精度、安全性、可控性等方面存在较多问题，不太适用抗菌表面加工。

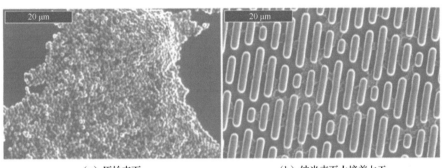

(a) 原始表面　　　　　　　　　　(b) 纳米表面上培养七天

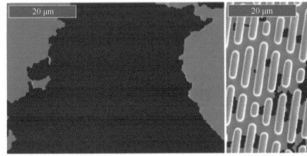
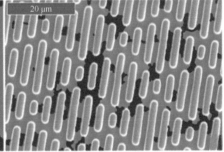

(c) 原始表面增殖了大量的金黄色葡萄球菌　　(d) 纳米表面金黄色葡萄球菌增殖极少
　　　（扫描电镜下呈黑色）

图 13　金黄色葡萄球菌在植入物不同表面的行为表现

　　针对上述难题，我们课题组与北航生物与医学工程学院、北京积水潭医院、海淀医院等单位合作，利用飞秒激光微细制造技术成功在医用钛合金上制备出抗菌性良好、生物相容性能优异的多功能表面，其大肠杆菌抗菌率达到 89%，相关研究受到国际同行的关注和跟踪 [9]。

结语

在古希腊神话中，阿波罗（Apollo）是司掌光明与医学治疗的力量，由此看来，人类或许很早就把光和医学治疗联系在一起。但直到激光诞生的这 60 年来，光才真正在生命健康领域大显身手。近年来，随着激光技术的日新月异，激光骨科医疗的研究从发病后的治疗转向病前的诊断、检测等，激光从一把"手术刀"开始向一台"显微镜"转变，激光技术使骨科手术的快速诊断和安全周密的临床手术成为可能。同时在手术后的护理方面，激光还具有促进骨组织的生长，刺激局部血循环、止痛消肿、消炎抗菌、促进伤口愈合及软组织挫伤的康复作用。配合细胞等药物治疗以及激光对基因的生物作用，激光为个性化骨科医疗打开大门。我们有理由相信，随着一代代科研人员的辛苦努力，在可以预见的未来，人类也会因为激光技术而永葆生机活力！

参考文献

[1]　ZOU T, ZHAO B, XIN, W. et al. High-speed femtosecond laser plasmonic lithography and reduction of graphene oxide for anisotropic photoresponse[J]. Light: Science & Applications, 2020, 9(69). DOI: 10.1038/s41377-020-0311-2.

[2]　BELTRÁN B, LINA M, GHOLAMREZA S, et al. Performance of Er:YAG laser ablation of hard bone under different irrigation water cooling conditions[J]. Proceedings of the SPIE, 2018(7). DOI: 10.1117/12.2290929.

[3] AN R, KHADAR G W, WILK E, et al. Ultrafast laser ablation and machining large-size structures on porcine bone[J]. Journal of Biomedical Optics, 2013, 18(7). DOI: 10.1117/1.JBO.18.7.070504.

[4] GOK K, BULUC L, MUEZZINOGLU U S, et al. Development of a new driller system to prevent the osteonecrosis in orthopedic surgery applications[J]. Journal of the Brazilian Society of Mechanical Sciences and Engineering, 2015, 37(2), 549-558.

[5] ZHANG J R, GUAN K, ZHANG Z, et al. In vitro evaluation of ultrafast laser drilling large-size holes on sheepshank bone[J]. Optics Express, 2020, 28(17): 25528-25544.

[6] SONG Y, HUA G Q, ZHANG Z, et al. Real-time spectral response guided smart femtosecond laser bone drilling[J].Optics and Lasers in Engineering, 2020(128). DOI: 10.1016/j.optlaseng.2020.106017.

[7] ZHANG J R, LIN W T, GUAN Y C, et al. Biocompatibility enhancement of Mg-Gd-Ca alloy by laser surface modification[J]. Journal of Laser Applications, 2019(31). DOI: 10.2351/1.5096136.

[8] ZHANG J R, HU G Q, LU L B, et al. Enhanced mechanical properties and biocompatibility of Mg-Gd-Ca alloy by laser surface processing[J]. Surface & Coatings Technology, 2019(362): 176-184.

[9] KENNETH K, CHUNG J F, SCHUMACHER E M, et al. Impact of engineered surface microtopography on biofilm formation of Staphylococcus aureus[J]. Open Access, 2007(2): 89-94.

新型骨科手术刀——飞秒激光

王翼猛，北京航空航天大学机械工程及自动化学院研究生。主要研究方向：激光骨科手术临床应用、金属植入物生物医疗功能表面激光制备等。

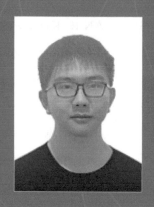

管迎春，海外高层次人才引进计划青年专家，北京航空航天大学机械工程及自动化学院教授，博士生导师，大型金属构件增材制造技术国家工程实验室室激光精密加工方向学术带头人，专注激光精密制造装备和工艺研发十余年。

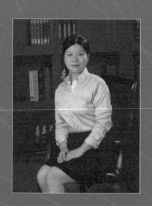

手术机器人

北京航空航天大学机器人研究所

王君臣

我们即将进入一个万物互联、万物智能的新时代。人工智能与机器人已经进入了我们的日常生活，如交通出行、餐饮娱乐、运输物流、教育学习、手术治疗等。机器人的概念与雏形甚至可以追溯到中国西周时期，如《列子·汤问》中记载的一位叫偃师的能工巧匠制作的"能歌善舞"的木制机关人，以及三国时期诸葛亮设计制作的"木牛流马"等。近代机器人的概念产生于 20 世纪 20 年代，实物出现在 20 世纪四五十年代，发展于 20 世纪六七十年代，但机器人真正意义上进入我们的日常生活却是在最近十几年。从工厂中冷冰冰的大铁臂，到日常生活中与我们共融互动的送餐机器人，再到手术台上一丝不苟、精密操作的机器人医生助手，机器人和我们的生活越来越密切。随着传感、新材料、人工智能等技术的发展，机器人将变得越来越灵敏、精确、安全和智能，将会更深地介入人类生活，为人类提供更好的服务，不断拓展人类的生理和智力极限，从宏观上帮助人类进入更广阔的宇宙，微观上协助人类深入了解物质的组成。下面将从机器人开始，重点介绍与我们健康相关的手术机器人，谈一谈手术机器人如何在手术台上成为医生的得力助手。

什么是机器人

科幻电影中的机器人可以飞檐走壁、刀枪不入，似乎无所不能。真实世界中的机器人虽然没有那么强大，但是也在不断发展，在一些领域中从原来的不如人类，到和人类水平相持，再到远远超出人类极限。

如果细心观察，可以发现有很多的机器人陪在我们的身边，为我们的生活提供了许多帮助。例如，家里有勤勤恳恳打扫卫生的扫地机器人，陪伴小朋友学习的教育机器人，公共场合为人民服务的向导机器人，工厂里辛苦工作的工业机器人，如图 1 所示。

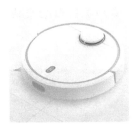 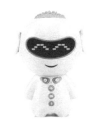

（a）扫地机器人　　　　　　　（b）教育机器人

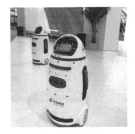 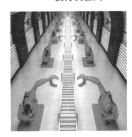

（c）向导机器人　　　　　　　（d）工业机器人

图 1　机器人无处不在

手术机器人

机器人的英文 Robot 来源于捷克作家卡雷尔·恰佩克［见图 2（a）］在 1920 年创作的剧本《罗沙姆的万能机器人公司》。他把捷克语"Robota"（奴隶）写成了"Robot"。这个剧本提出了机器人的安全、感知和自我繁殖问题，引起了人们的深思。为了防止机器人伤害人类，科幻作家阿西莫夫［见图 2（b）］在 1950 年提出了著名的机器人三原则[1]：① 机器人不能伤害人类，也不能在人类将受到伤害时袖手旁观；② 机器人必须服从人类的命令，除非人类的命令与第一条相违背；③ 机器人必须保护自身不受伤害，除非这与上述两条相违背。这三条原则在伦理上阐明了机器人的定义，同时对机器人的研究、生产工作也具有指导意义。

从 20 世纪 50 年代人类创造出第一台现代意义上的机器人以来，机器人技术也在飞速发展，机器人所涵盖的内容也越来越丰富，机器人的定义也在不断更新。业内普遍认为，机器人是一种自动化的机器，所不同的是这种机器具备一些与人或生物相似的智能，如感知能力、规划能力、动作能力和协同能力等。机器人的研究发展，凝聚了几十年来无数科学家、工程师的智慧结晶，他们的努力让我们享受到了科技的便利，让人类在信息时代走得更快、走得更远。

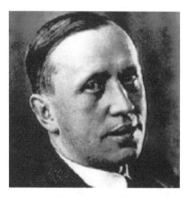 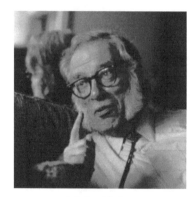

(a) 卡雷尔·恰佩克 (b) 阿西莫夫

图2 机器人概念提出者

机器人的发展就是最大限度地对人的活动功能和思维功能进行模拟，使其帮助人类完成特定环境下的特殊任务。机器人有多种不同的分类方法，按照其发展阶段可分为三类机器人。

第一代机器人是示教再现型工业机器人。该类型的机器人主要通过计算机存储示教的动作信息，在工作时控制机械臂不断地重复实现预定动作。1956年，美国发明家乔治·德沃尔和物理学家约瑟·英格柏格成立了一家名为Unimation的公司，公司名字来自于两个单词"Universal"和"Animation"的缩写。1959年，乔治·德沃尔和约瑟·英格柏格发明了世界上第一台工业机器人，命名为Unimate（尤尼梅特），意思是"万能自动"。1962年，美国AMF公司生产出世界上第一台圆柱坐标型工业机器人"Verstran"，意思是万能搬运，与Unimation公司的Unimate机器人成为真正商业化的工业机器人，并出口到世界各国，掀起了全世界对机器人研究的热潮。

第二代机器人装备了一些传感装置，和第一代相比增加了感知功能。20世纪70年代，人们开始研究此类机器人。这种机器人能获取工作环境和操作对象的简单信息，通过计算机处理分析，就能做出简单的推理和判断。1968 年，美国斯坦福研究所公布了他们研发成功的世界上第一台移动机器人 Shakey［见图 3(a)］。它带有视觉传感器，能根据人的指令发现并抓取积木。1978 年，美国 Unimation 公司推出六轴可编程通用装配机（ programmable universal machine for assembly, PUMA ）［见图 3(b)］，这是工业机器人技术发展的一个重要里程碑，现如今的工厂中依然活跃着 PUMA 机器人的身影。

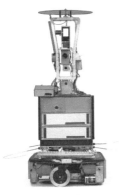

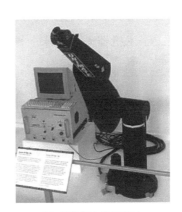

(a) 移动机器人 Shakey　　　　　　(b) 博物馆中的 PUMA

图 3　早期机器人系统

第三代机器人是具有高度适应性的智能机器人。20 世纪 90 年代以来，人们对它展开了深入研究。随着传感、材料、芯片、人工智能等技术的发展，智能机器人搭载多种先进的传感器，如激光雷达，视觉、力觉传感器等，具有多种感知功能。智能机器人结合了神经网络和深度学习技术，可以进行复杂的环境感知，并根据不同的条件进行决策判断，适用于生产生活中的自然场景，独立性较高，与人的共融性较好。典型的智能机器人代表包括自主移动机器人、双足类人机器人、仿生机器人、无人机、自动驾驶汽车、手术机器人等。

近些年来，机器人的应用场景越发丰富，不仅仅局限于工业领域。随着各项机器人技术的深入研究，人们也将目光放到了非制造环境中的服务型机器人之上。通过将多种现代高科技手段整合一体，在临床医疗上实现了重要突破。我们的主题——手术机器人因此实现了蓬勃快速的发展。

什么是手术机器人

手术机器人（见图4）是现代科技的融合结晶，集医学、生物力学、机械学、材料学、计算机图形学、计算机视觉、机器人学等诸多学科于一体，集各家之所长，为饱受疾病困扰的人们带来了福音。相比于传统的医疗手段，手术机器人在临床上具有极大的优势和革命性意义[2]。

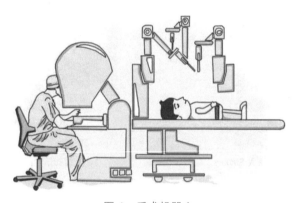

图4　手术机器人

手术机器人的发展与国家高端制造业和科技水平息息相关，手术机器人是世界各国研究的热点内容。手术机器人应用前景广阔，在微创手术、骨科手术、患者疾病监控及护理、远程医疗等领域都有着令人瞩目的发展潜力[3-5]。

手术机器人的形式目前大致分为两种：一是主从操作式，医生在主操作端通过交互设备（使用3D显示技术展现手术画面）连续控制远端的机械手进行手术[6-7]，在腹腔微创手术中应用广泛，如达·芬奇（Da Vinci）外科手术机器人［见图5(a)］；二是图像引导定位式，医生使用导航系统控制机器人（Mazor X）［见图5(b)］自主完成手术路径的定位，骨科和神经外科手术中多数采用这类方式。

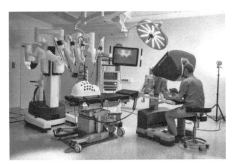 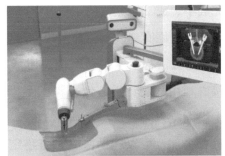

(a) 达·芬奇外科手术机器人　　　　　　　　(b) Mazor X

图 5　两种形式的手术机器人

图像引导定位式手术机器人一般可分为三部分：机械臂系统、导航系统和控制系统，如图 6 所示。其中，控制系统负责实现手术的规划及各部分的控制，并实时显示手术过程；机械臂系统实现精确定位与具体手术操作；导航系统将患者坐标系、机械臂坐标系、医学影像坐标系三者统一，并提供实时可视化与患者位置补偿功能。

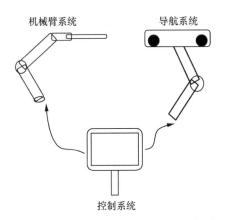

图 6　图像引导定位式手术机器人的组成

为什么我们需要手术机器人

当我们想要解放双手，就需要扫地机器人、擦窗机器人等来帮助我们完成不想或不能完成的工作。手术机器人的运用则是为了解放外科医生的双手，最终实现改善治疗效果、降低治疗成本，使患者受益的目的。

脑部活检手术需要医生先切开患者皮肤并在颅骨钻孔，再切开脑膜，接着利用穿刺针沿着钻孔深入不可见的患者脑组织内部进行穿刺，取出组织细胞以完成涂片病理学检查。虽然设计的穿刺路径定向框架固定于患者头部，可以辅助医生进行稳定穿刺，但入刺角度和穿刺深度仍然需要外科医生凭借经验判断，于是科学家们开始设计其他定位系统以辅助医生更准确地完成穿刺活检。1985 年，美国洛杉矶医院的 Kwoh 等[8]提出可利用机器人精准、稳定、可控的优点辅助医生完成穿刺活检定位，并首次将 PUMA 560 工业机器人用于脑部活检手术（见图 7），克服了缺乏三维精度视野情况下定位精度取决于医生经验的问题，大大提高了脑部活检手术的穿刺精度及稳定性，并从此打开了手术机器人时代的大门。

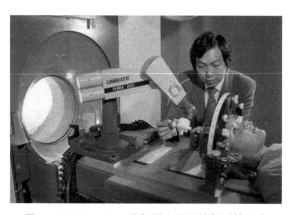

图 7   PUMA 560 工业机器人用于脑部活检手术

之后，机器人的精准稳定操控优点被开发利用。1997 年，伊索（AESOP）成为美国食品药品监督管理局（Food and Drug Administration，FDA）批准的第一个手术机器人，它是一种可由手术医师声控的"扶镜"机械手，用于术中辅助医生"扶镜"，以避免由于扶镜手生理疲劳所造成的镜头不稳定问题。1998 年，伊索通过包括安装内窥镜等一系列的升级改造，逐渐进化成了宙斯（ZEUS）系统（见图 8），其包括医生端和患者端两套系统。至此，手术机器人仍然作为术中"器械"，主要用于辅助医生克服术中定位失准、疲劳抖动等较简单操作。直至 2000 年，达·芬奇手术机器人这一划时代的产品出世，进一步提升了手术机器人的价值，真正意义上扩展了外科医生的双手。

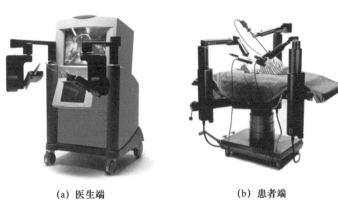

(a) 医生端 (b) 患者端

图 8　ZEUS 系统

　　传统的外科手术是外科医生通过使用医疗器械（手术刀等）切开患者的皮肤以及皮下组织，找到患者的病变部位，对其完成切除、修复等操作，最终达到切除异常组织，改善患者身体机能，恢复患者健康的目的。然而在手术过程中，由于医生需要足够的可操作空间，某些手术的开放创口需要达 10 cm 甚至以上，长时间大面积的暴露使得术后并发症风险增加，同时也增加了二次感染的风险。达·芬奇手术机器人系统（见图 9）集成了医生控制台、患者手术平台和影像处理平台。外科医生坐在医生控制台，通过使用手动控制器（交互设备）和一组脚踏板来控制患者端灵巧的手术机械臂和内窥镜的所有运动，结合影像处理平台的信息辅助，完成手术操作[9]。

手术机器人

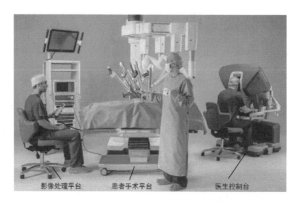

图 9 达·芬奇手术机器人系统

手术机器人的运用使人手的动作可以被实时转化为精确的、多自由度机械手动作从而完成狭窄空间内的灵巧操作，减少了传统手术操作的空间需求，对患者而言，使其住院时间缩短，手术切开减小，进而减少并发症的可能；对外科医生而言，它允许在手术时采用坐姿进行操作，控制更多的器械或执行多项任务，减少了医生的体力负担，实现了精确的定位和稳定的操作，增加了外科手术操作的灵活性。

手术机器人的进一步发展

随着机器人技术、智能材料、传感技术等多学科领域的快速发展，机器人辅助外科手术在手术安全性、手术质量以及患者预后等方面都有进一步的提高。如今，手术机器人的应用十分广泛，多数都已实现商业化，如图 10 所示。在神经外科手术中，机器人帮助实现对脑部病灶位置精确的空间定位，并辅助医生夹持和固定手术器械；在骨科手术里，机器人可以用于实现精准定位植入位置、截骨线等；在腹腔手术中，医生通过影像系统观察手术情况，通过操控台远程控制机械臂精准完成微创手术；在血管介入手术中，医生在数字成像系统的导引下，操控介入导管在人体血管内运动，对病灶进行治疗，实现溶解血栓、扩张狭窄血管的目的。

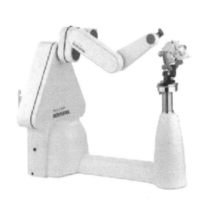 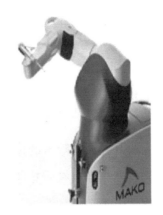

(a) 神经外科机器人 Neuro Mate　　　　　(b) 骨科手术机器人 RIO

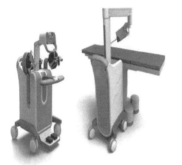 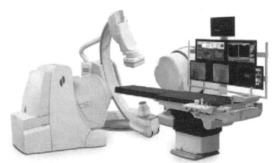

(c) 腹腔镜机器人 SPORT　　　　　(d) 血管介入机器人 EPOCH

图 10　各类手术机器人

此外，得益于医学图像处理、人工智能技术等的发展，手术机器人不再仅仅是向医生"手"的扩展，而是进一步向扩展医生的"眼"和"脑"的方向发展。

增强现实（augmented reality，AR）导航的应用能有效解决微创术中视野有限的问题，其通过可视化组织表面下的重要解剖结构（如血管、神经、病灶等），将这些信息实时配准到当前医生视野（如腹腔镜视野）内，术中场景信息的增强可使医生看到更全面的手术视野，有更强的手术环境感知能力，扩展了医生的"眼"。增强现实导航在神经外科、耳鼻喉科、颜面外科及骨科都有了初步的应用。2008 年，Suzuki 等[10]实现了达·芬奇手术机器人胆囊切除术（临床）的增强现实导航实验和腹腔镜机器人内窥镜胃黏膜切除术（动物）的增强现实导航实验，两个系统都可方便地实现导航过程中导航开关、图像透明度叠加、颜色调整等功能。2015 年，Pessaux 等[11]描述了 3 例患者在增强现实系统下通过机器人辅助腹腔镜手术顺利完成肝部分切除术的过程，术中不可见的重要血管结构通过增强现实显示到机器人双目视野中（见图 11），对肝脏的安全切除起到了重要的引导作用。

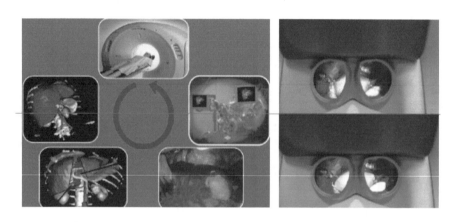

图 11　机器人辅助的腹腔镜增强现实导航

同时，随着硬件技术的发展以及数据处理速度的加快，人工智能（AI）技术也被用于医学领域，如医学图像分割、病理诊断等，通过大量医学数据的学习，让机器学会医生难以言传但确实存在的技能水平和诊断经验，扩展了医生的"脑"。对于大量的医疗影像，将专家给出的诊断结果或图像分割结果输入人工智能模型，训练模型去学习如何诊断影像或分割病灶，学习之后人工智能模型的诊断水平甚至可以超过一般医生的专业水平。目前，人工智能技术已经应用于辅助医生的临床工作，如肺癌早期筛选、乳腺癌早期筛选、宫颈癌早期筛选等。人工智能进行影像分析的特点是速度快、稳定性高、成本低，分析一张医疗图像往往只需要几分钟甚至几秒的时间，可大大提高医生的诊断效率。随着手术机器人向智能化、高自主性方向发展，传统的位置控制及其他简单的线性控制方法已经不能满足手术机器人自主操作。基于神经网络的强化学习控制技术、基于预测函数控制的运动补偿技术、基于姿态预测和图像识别的手术器械跟踪技术、基于模糊强化学习的人机交互控制技术以及其他提高手术机器人安全性和可靠性的柔顺控制技术等的不断加入，进一步增强了手术机器人"脑"的作用。未来，将手术导航（眼）、手术机器人（手）与人工智能（脑）深度结合来实现微创外科领域个性化、高自主性、精准诊疗一体化是重要的发展趋势，如图 12 所示。

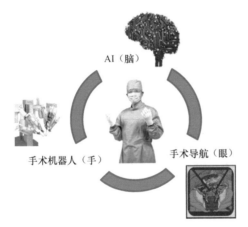

图 12　诊疗一体化的发展趋势

结语

经过近 30 年的发展，手术机器人已经改变了传统的医疗方式。未来，除"手""眼""脑"的人工智能手术机器人系统应用外，相信随着通信技术的革命发展与普及、软硬件智能设备的发展，手术机器人也一定能够突破手术操作的空间限制，机器人远程手术将会像普通手术一样平常，世界各地的医生们随时可以共同开展手术，攻克医学难题。在医疗服务模式上，居民不用出远门就能享受优质的医疗服务。

当前，我国的手术机器人产业刚刚起步，市场的装机量远少于世界其他发达国家，当前西方发达国家的机器人企业正在全力占领中国的巨大市场。对此，我国正逐年加大对手术机器人的研发力度。国内多所高校如北京航空航天大学、哈尔滨工业大学、天津大学、清华大学等都研发了实用性较高的手术机器人，涉及骨科、泌尿外科、普通外科、神经外科等。国内与手术机器人相关的高新技术企业这几年也在不断涌现，有一些已经投入商业化临床应用。随着人口老龄化的加剧以及科技的发展，手术机器人在我国将具有更加广阔的市场潜力和发展前景。面对这些机遇与挑战，我们一定要不断创新，奋力拼搏，以服务国家"健康中国"的战略目标为己任，奋起直追，让中国的手术机器人技术和产业进入世界先进水平。

参考文献

[1] SUSAN L A. Asimov's "three laws of robotics" and machine metaethics[J]. AI&Society, 2008, 22(4): 477-493.

[2] PETERS B S, ARMIJO P R, KRAUSE C, et al. Review of emerging surgical robotic technology[J]. Surgical Endoscopy, 2018, 32(4): 1636-1655.

[3] LIN C C, HUANG S C, LIN H, et al. An early experience with the senhance surgical robotic system in colorectal surgery: a single-institute study[J]. The International Journal of Medical Robotics and Computer Assisted Surgery, 2021, 17(2). DOI: 10.1002/rcs.2206.

[4] MATHIAS H, IMRE J R, PAOLO F, et al. Current capabilities and development potential in surgical robotics[J]. International Journal of Advanced Robotic Systems, 2015, 12(5). DOI: 10.5772/60133.

[5] GONZALEZ-MARTINEZ J, VADERA S, MULLIN J, et al. Robot-

assisted stereotactic laser ablation in medically intractable epilepsy: operative technique[J]. Neurosurgery, 2014, 10(2): 167-172.

[6]　SHIN W H, KWON D S. Surgical robot system for single-port surgery with novel joint mechanism[J]. IEEE Transactions on Biomedical Engineering, 2013, 60(4): 937-944.

[7]　JANVIER M A, DURAND L G, CARDINAL M H R, et al. Performance evaluation of a medical robotic 3D-ultrasound imaging system[J]. Medical Image Analysis, 2008, 12(3): 275-290.

[8]　KWOH Y S, HOU J, JONCKNEERE E A, et al. A robot with improved absolute positioning accuracy for CT guided stereotactic brain surgery[J]. IEEE Transactions on Biomedical Engineering, 1988, 35(2): 153-160.

[9]　WILSON T G. Advancement of technology and its impact on urologists: release of the daVinci Xi, a new surgical robot[J]. European Urology, 2014, 66(5): 793-794.

[10]　SUZUKI N, HATTORI A, HASHIZUME M. Benefits of augmented realityfunction for laparoscopic and endoscopic surgical robot systems[EB/OL].[2017-11-01].

[11]　PESSAUX P, DIANA M, SOLER L, et al. Towards cybernetic surgery: robotic and augmented reality-assisted liver segmentectomy[J]. Langenbeck's Archives of Surgery, 2015, 400(3): 381-385.

手术机器人

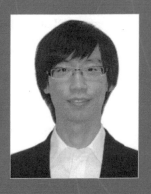

王君臣，北京航空航天大学机器人研究所副教授，博士生导师，研究方向为手术机器人与导航。学术贡献与创新成果主要分为两个方面：一方面是理论方法上的创新，涉及三维医学图像分析、可视化与手术环境智能建模，术中环境动态测量与感知、空间配准与视觉增强，手术机器人控制、安全交互与自主操作；另一方面是面向医学临床的系统集成与应用创新，针对不同适应证的机器人辅助手术系统的研究与开发。近年共发表论文 60 余篇，SCI 检索 30 余篇，已授权发明专利 8 项。主持国家自然科学基金、国家重点研发计划等国家级项目 6 项。